JN105394

女子栄養大学栄養クリニック
大人のしっかり
「たんぱく質」ごはん

監修
女子栄養大学栄養クリニック
料理
今泉久美

PHP

はじめに

　「食事を作るのが面倒になってきた」または「米飯と野菜だけで食事を簡単に済ませている」といった食生活を続けていると、いつの間にか、たんぱく質不足になっていることがあります。とくに一人暮らしや高齢の場合にその傾向が強いようです。

　たんぱく質は、体のあらゆる組織を構成する材料となります。たんぱく質が不足すると、筋肉量が減り、動くのが面倒になり、運動もしなくなるという悪循環で、からだは弱っていきます。

　本書では、不足しがちな「たんぱく質」が適量とれて、なおかつ減塩やカロリーなども考慮した料理を、朝食・昼食・夕食で紹介しています。便利な作りおきのできる保存食や、忙しい時の助けになる納豆・豆腐を使った小さなおかずも紹介しています。これらを上手に活用して、たんぱく質が不足しない食生活を心がけてください。

　ただし、たんぱく質のとり過ぎには気をつけましょう。たんぱく質は主菜に多く含まれており、主菜を増やしすぎると塩分が過多になりやすく、弊害が起こることもあります。あくまで過不足のない適量をとるように、本書の料理を参考に、献立を組み立ててください。

　健康長寿を目指し、元気な日々を過ごすために本書が役立てば、望外の喜びです。

女子栄養大学栄養クリニック
教授　蒲池桂子
特別講師　今泉久美

女子栄養大学栄養クリニック 大人のしっかり「たんぱく質」ごはん 目次

朝食献立レシピ

写真・作り方

昼食ワンプレートレシピ

写真・作り方

夕食主菜レシピ

写真・作り方

保存食&小さなおかずレシピ

写真・作り方

たんぱく質の摂取量が
減っています

◆たんぱく質摂取量は70年前の水準です

　豊かな食生活を送ることができ、「飽食の時代」という言葉さえある日本で、たんぱく質の摂取量が減っているというのは意外な気がします。

　下のグラフでわかるように、第二次世界大戦直後の1946（昭和21）年には、食糧事情が悪く、たんぱく質摂取量も低かったのですが、1950年代には必要量がとれるようになり、さらに上昇していきました。ところが2000（平成12）年頃を境に低下しはじめ、2010年頃には、1950年頃の水準まで落ちています。

　理由としては、食事量が減っていることが考えられます。過度なダイエットによって、たんぱく質など減らしてはいけない栄養素まで食べない人が増えているから、というものがひとつです。もうひとつは、人口が増えている高齢の方々が知らず知らずのうちに食が細くなっているから、ということがいえるでしょう。

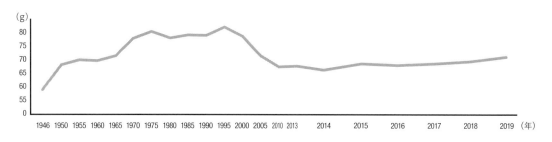

日本人の1人1日当たりのたんぱく質摂取量の年次推移（総量）

［出典］1947〜1993年：国民栄養の現状、1994〜2002年：国民栄養調査、2003年以降：国民健康・栄養調査（厚生省 / 厚生労働省）

◆ 知らず知らずのうちに食事量が減っていませんか?

　加齢とともに誰でも、基礎代謝量(生命を維持するために最低限必要なエネルギー量)が減ります。中年期になっても若いときと同じ量を食べていれば、肥満やメタボリックシンドロームにつながりますから、ご飯の量を少し減らしたり運動したりすることが奨励されます。

　しかし、歳を重ねると、量が食べられなくなります。また、子どもたちが独立して夫婦2人の暮らしになると、食事の品数が減ってくることもあります。「昼は漬け物とお茶漬けですませよう」というようなシンプルメニューが続くと、たんぱく質をはじめ栄養素が不足してしまうのです。「歳をとったら肉より魚」という思い込みがあるのもよくありません。魚にも肉にも良質なたんぱく質が含まれます。青魚にはEPAやDHA(良質な脂肪酸)、牛肉には亜鉛や鉄分が含まれます。魚も肉も必要なのです。また、乳・乳製品、卵、豆、豆製品も必要です。

　さまざまなたんぱく源を食べることで、さまざまな栄養素をとることができ、バランスがよりよくなります。

食べ物が美味しいのはたんぱく質のおかげ

　舌には味覚の細胞があり、私たちは「塩味」「甘味」「苦味」「酸味」そして「うま味」を感じます。「うま味」はたんぱく質を構成するアミノ酸を味覚細胞がキャッチすることで得られます。
　調理の過程やよく噛むことで、他の食品に含まれる消化酵素ともまじり合い、たんぱく質がアミノ酸に分解されることで「美味しい」と感じるのです。

たんぱく質が不足すると
不調が起きます

◆ 体内で作ることができない必須アミノ酸があります

　私たちの体は、たんぱく質からできています。筋肉、骨、髪の毛、皮膚、内臓、さらには脳など体はすべて細胞の集まりですが、この細胞はたんぱく質からできています。血液や、さらに体内の機能に必要なホルモンや酵素も材料はたんぱく質です。

　私たちの体内で、たんぱく質の合成に使われるアミノ酸は20種類あります。そのうち9種類は体内で作ることができず、必ず体外からとらなければならないため、必須アミノ酸と呼ばれています。

　必須アミノ酸がスコア100（必要な必須アミノ酸をどれだけバランスよく含んでいるかの指標）となる食品は、動物性食品と植物性食品の中では「大豆」が挙げられます。そのほかの植物性食品は、単独ではこの数字には満たないので、食事として食品を上手に組み合わせて食べる必要があります。その中でも主食となるのは米飯のアミノ酸で、スコアがほかよりも高い（スコア65）ことは注目する点でもあります。

グリシン	アラニン	セリン	チロシン
システイン	アスパラギン酸	アスパラギン	グルタミン酸
グルタミン	**たんぱく質の合成に使われる アミノ酸20種** ～■■は必須アミノ酸～		アルギニン
プロリン			バリン
ロイシン	イソロイシン	トレオニン	メチオニン
リジン	ヒスチジン	フェニルアラニン	トリプトファン

◆あなたの不調は歳のせいではなく、たんぱく質不足かもしれません

　たんぱく質は体内のいたるところで使われていますので、不足すると、次のようにさまざまな不具合が生じてしまいます。

夜、眠れない

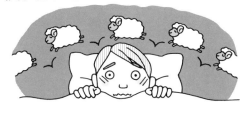

イライラする

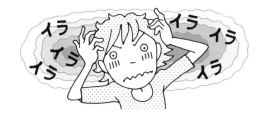

ぼんやりして集中できない

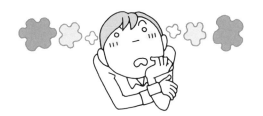

寒さを感じることが増えてきた

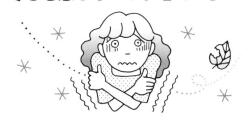

疲れやすい

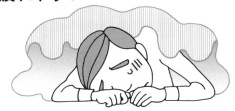

太ってきた

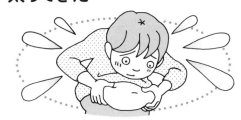

肩がこる

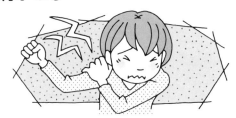

腰が痛い

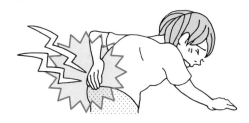

肌や髪のつやがなくなってきた

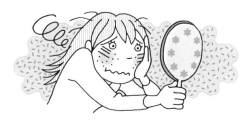

風邪をひきやすい

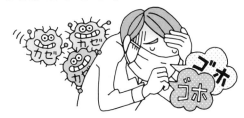

50代後半からの
たんぱく質のとり方

◆ 一日3食、たんぱく質をとりましょう

　厚生労働省によると、たんぱく質摂取推奨量は、18歳以上の女性で一日50gです。男性は15歳から64歳で65g、65歳からは60gです（日本人の食事摂取基準2020年版／厚生労働省より）。シニアでも若者とほぼ変わらない量が必要なのです。一日3食必ずたんぱく質のおかずを食べるよう心がけると、自然に無理なく50gとることができます。朝食や昼食を抜いて一日2食という人もいるかもしれませんが、たんぱく質の量が減ってしまうのでおすすめできません。おかずには右の表にあるような食品を主菜として肉・魚・豆を60〜70g程度食べるとよく、それに主食、副菜をつける工夫がおすすめです。たとえば鶏むね肉（皮つき）であれば、100gでたんぱく質は約21gなので、手のひらにのるくらいの60gで13g程度、それにごはん120gで3g、みそ汁に豆腐50gで3.5g、1食で合計約20gのたんぱく質となります。

◆ 少食になったらまずたんぱく質おかずから食べましょう

　若い頃から中年にかけて、まず野菜から食べる習慣づけをしてきた人も多いでしょう。野菜不足を防ぎ、さらには食物繊維が多く歯ごたえのある野菜から食べることで満腹感を早めに得ることができ、食べすぎを防ぐので太らないという知恵です。しかし、加齢に伴って食が細くなると、野菜でお腹がいっぱいになり、主菜やご飯が食べられないということが起きてきます。すぐに満腹になるようになったら、最初から主菜を食べるようにしましょう。もう一度右の表を見てください。意外なことに、ご飯や麺またはパンなど主食にもかなりのたんぱく質が含まれています。主食を抜くと、たんぱく質も減ってしまうので

す。基本的には、主菜も副菜も主食も偏りなく、3食バランスよく食べること
が大切になってきます。

◆主なたんぱく質の質量

食品（可食部100gあたり）	たんぱく質（g）
鶏ささみ	23.9
鶏むね肉（皮つき）	21.3
豚ロース（皮下脂肪あり）	19.3
豚ヒレ（皮下脂肪あり）	22.2
豚もも（皮下脂肪あり）	20.5
牛もも（皮下脂肪あり）	19.5
かつお節（けずり節）	75.7
しらす干し	24.5
うるめいわし丸干し	45.0
かつお（春獲り）	25.8
まぐろ赤身（めばちまぐろ）	25.4
さけ（しろさけ）	22.3
ぶり（成魚）	21.4
真さば（生）	20.6
食品	**たんぱく質（g）**
卵（1個55g）	6.7
プロセスチーズ（20g）	4.5
普通牛乳（1杯210g）	6.9
木綿豆腐（1丁300g）	21.0
納豆（1パック40g）	6.6
精白米ごはん（120g）	3.0
食パン（6枚切り1枚60g）	5.3
ゆでそば（1玉170g）	8.2

「日本食品標準成分表2015年版（七訂）」のエネルギーの算出に基づく成分（参考）

①バランスよく食べる

◆ 4つのグループからまんべんなく食べましょう

　バランスよく食べるためには「食品の4群分類」（右記）が便利です。これは、栄養成分がよく似た食品を4つのグループに分けたものです。第1群：乳・乳製品と卵、第2群：魚介・肉、豆・豆製品は、良質なたんぱく質を含みます。第3群：野菜、海藻、きのこ類、芋、くだものは、からだの調子をよくするビタミン、ミネラルを含みます。第4群：穀類、油脂、砂糖は、エネルギー源です。すべての群を一日でとるようにすることで、自然と栄養バランスのよい食事になります。

　たとえば、チーズトーストだと第1群（チーズ）と第4群（食パン）ですが、本書で紹介している「納豆ミニトマトオクラチーズトースト（21ページ）」や「ピーマンとじゃこのチーズトースト（25ページ）」のように野菜などを加えれば、よりバランスよく栄養素をとることができます。

◆ 本書のレシピは工夫がいっぱいです

　本書では、「朝食」は献立で紹介しています。食材を無駄なく使えるように、同じ食材の使い方を和食と洋食で提示したり、身近な食材で簡単にできる献立にしています。

　「昼食」は、忙しい人のためにパパッと作って食べやすいように、ワンプレートで紹介しています。ただし、ワンプレート昼食は早食い、一気食いのもとになりますので、毎日ではなく、2品ぐらいの献立の日ももうけます。「小鉢（92〜95ページ）」を一品足すのもよいでしょう。

「夕食」は、たんぱく質たっぷりの主菜を紹介しています。忙しくて作るのが大変なときは「保存食（80〜91ページ）」も活用してください。

　本書の料理は、朝・昼・夜のおかずはいずれもたんぱく質が多めです。まずは一食から取り入れましょう。

　一日のうちで、第1群、第2群から同じ食材が重ならないようにします。

◆4つの群を頭に入れておきましょう

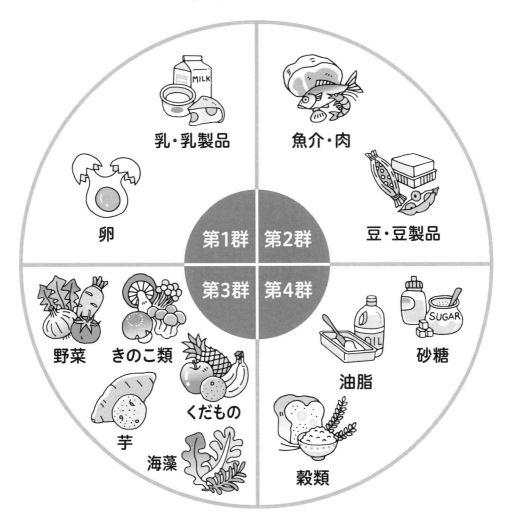

② 塩分を控える

　日本人は塩分をとりすぎています。一日の食塩摂取目標量は、成人女性6.5g未満、成人男性7.5g未満です（日本人の食事摂取基準2020年版／厚生労働省より）。しかし、2019年の国民健康・栄養調査によると、平均して女性で9.3g、男性で10.9gを摂取していて、かなりオーバーしています。

　塩分のとりすぎは高血圧、動脈硬化、骨粗鬆症、胃がんなどの原因につながります。WHO（世界保健機関）の目標量は5gですから、日本人は大幅に塩分をとりすぎているといえるでしょう。

　塩分の多い市販の加工食品や漬け物などには注意してください。肉や魚の加工食品も塩分が高いことが多いので要注意です。市販の食品は、栄養成分表示で塩分（食塩相当量）を必ず確認し、食べすぎないようにしましょう。

③ 脂質を控える

　BMI（Body Mass Index：肥満や低体重の状態を表わす指標）が30以上の人は要注意です。体重が多い人は、カロリーや糖質、脂質をとりすぎないことが大切です。まず、BMIを計算してみましょう。

　BMI＝体重kg÷（身長m$)^2$

　日本では値が18.5以上25未満であれば、適正体重です。25以上であれば、全体のカロリーや脂質を控えましょう。30を超えたら世界基準でも肥満に該当しますから、たんぱく質だけでなく、カロリーや糖質、脂質にも気をつけましょう。

④「ばっかり食べ」はやめる

　朝は毎日ご飯にみそ汁に焼きジャケと焼きのり、昼はそば、というように、いつのまにか定番メニューになっていませんか？　栄養面を考えると、毎日同じものはよくありません。各食品に含まれる栄養素の種類や量はそれぞれ異なりますから、できるだけ多くの食品を食べることが、栄養バランスを豊かにします。

　魚でも、昨日がシャケだったら、今日はアジにしましょう。肉や野菜も同様です。昨日と違うものを食べるのもバランスをよくする秘訣のひとつです。旬の食材をとり入れ、季節に合った料理をいただきましょう。

⑤ 小さな一品を加える

　小鉢（和え物）にけずり節をたっぷりふるだけでも、たんぱく質を少量増やすことができます。主菜、副菜をそろえたら、さらに副副菜の小さな一品を加えてみましょう。

　本書の80〜91ページでは「保存食」を、92〜95ページでは手軽な買い置き食材で作れる小さなたんぱく質おかず「副副菜」を紹介しています。作り置きや買い置き食品で手軽に一品加えましょう。

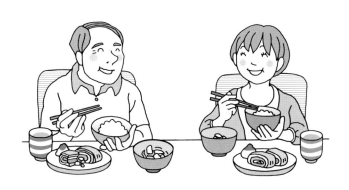

筋肉を
大事に育てましょう

◆ 女性の体を守ってくれるエストロゲンが減ってきます

　女性は、閉経すると体質が変わります。女性ホルモン・エストロゲンの分泌が減少するため、コレステロールや血圧、血糖値などの数値が上がりやすくなります。

　栄養バランスのよい食事と軽い運動で健康を維持していくことを意識しましょう。体質が変わる50代後半以降は、それまでの食事のとりかたと生活習慣を見直すよい機会です。

◆ 筋肉量を減らさず健康寿命をのばしましょう

　2019年の平均寿命は男性81.41歳、女性87.45歳ですが、健康寿命は男性72.68歳、女性75.38歳です。男性で約9年、女性で約12年、病気など健康上の問題で治療や介護を受けるなど日常生活が制限された状態で過ごすことになります。この期間をなるべく短くできれば、より幸せに暮らせるでしょう。

　高齢になり、食が細くなってたんぱく質をはじめとする栄養素が不足すると、動くのがおっくうになって運動量が減り、筋肉量が減ります。するとますます食欲がなくなり、さらに筋肉量が減ってしまうという悪循環におちいり、「要介護」の一歩手前であるフレイル（虚弱）の状態になってしまいます。

　筋肉量は年齢とともに低下しますが、散歩や軽い運動をすれば高齢になっても回復します。健康寿命をのばすためにも、バランスのとれた食事と筋肉量を落とさない軽い運動が効果的です。

本書の使い方

1人分あたりのたんぱく質、エネルギー、塩分をチェック。

厚揚げとじゃこのチャーハン

1人分

たんぱく質	エネルギー	食塩相当量
19.8g	466kcal	1.9g

材料 (2人分)

温かい胚芽米ごはん ························· 300g
酒 ································· 大さじ1
厚揚げ ····················· 2/3枚 (130g)
ちりめんじゃこ ········· 大さじ4 (約20g)
長ねぎ ······················ 1/2本弱 (40g)
にんじん ················· 小1/2本強 (60g)
枝豆 ···················· さやつき1/2パック
　(120g/さやをむいて60g)
油 ································· 大さじ1
塩 ··································· 少々
こしょう ······························· 少々
しょうゆ ························· 小さじ2
サラダ菜 ······················· 1/2個 (40g)

作り方

① ねぎとにんじんは粗みじん切りにする。厚揚げは油抜きをして8mm角に切る。枝豆は塩 (分量外) ゆでしてさやをむく。

② フライパンに油を熱し、にんじん、厚揚げを炒め、じゃこ、ごはん、酒をふって炒め合わせる。

③ 均一になったら枝豆を加え、塩、こしょうをふって炒め、しょうゆをふって混ざったら、洗って水けをふいたサラダ菜と盛り合わせる。

※ちりめんじゃこはかにかま、ちくわ、かまぼこなどでも。

（　）内のg量は皮や種などを除いた正味量です。

代替食材や調理の工夫などを紹介しています。

＊保存食 (80〜91ページ) の「保存期間」は目安です。食材の状態や保存状況、気候によっても異なりますので、食べる前に確認し、なるべく早めに食べましょう。

・大さじ1は15ml、小さじ1は5mlです。
・塩は小さじ1が5gのものを使用しています。
・しょうが、にんにくのすりおろしは生のものをすりおろして使用していますが、チューブタイプを使用しても構いません。
・油は、とくに記載のないものは菜種油、米油を使用しています。
・電子レンジの加熱時間は600Wを基準にしています。
・本書のたんぱく質量は、『日本食品標準成分表2015年版 (七訂)』をもとに算出しています (13ページ参照)。

＊高血圧、糖尿病、心臓疾患、アレルギー、その他の病気や症状で、薬を服用している人や食事制限を受けている人は、医師や専門家に相談してからご利用ください。

和朝食①

納豆は良質の植物性たんぱく質や食物繊維を含みます。朝食にはヨーグルトを添えて、たんぱく質量をアップ！

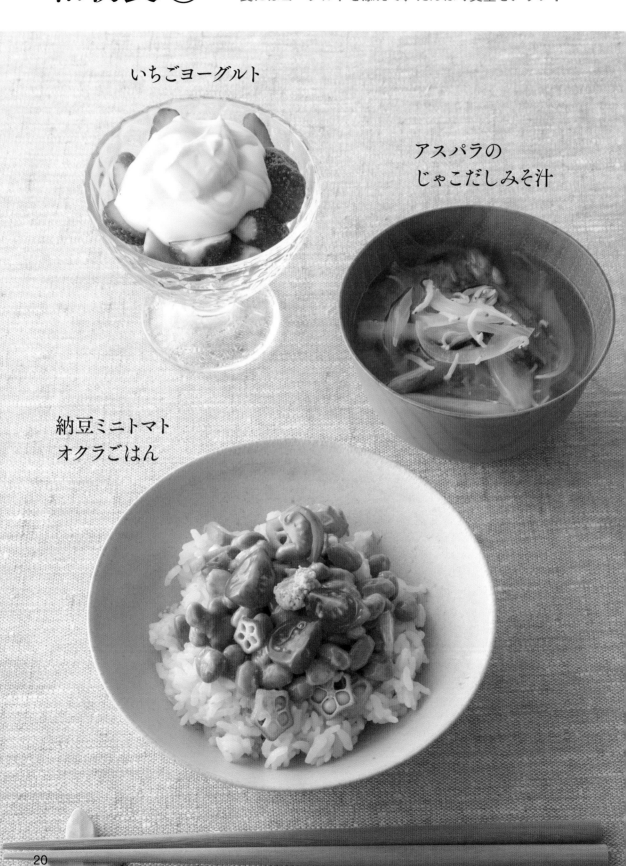

いちごヨーグルト

アスパラの
じゃこだしみそ汁

納豆ミニトマト
オクラごはん

洋朝食①

納豆は、同じ発酵食品のチーズと合います。パン食はパンにも塩分があるので、サラダの調味料は控えるのが大切。

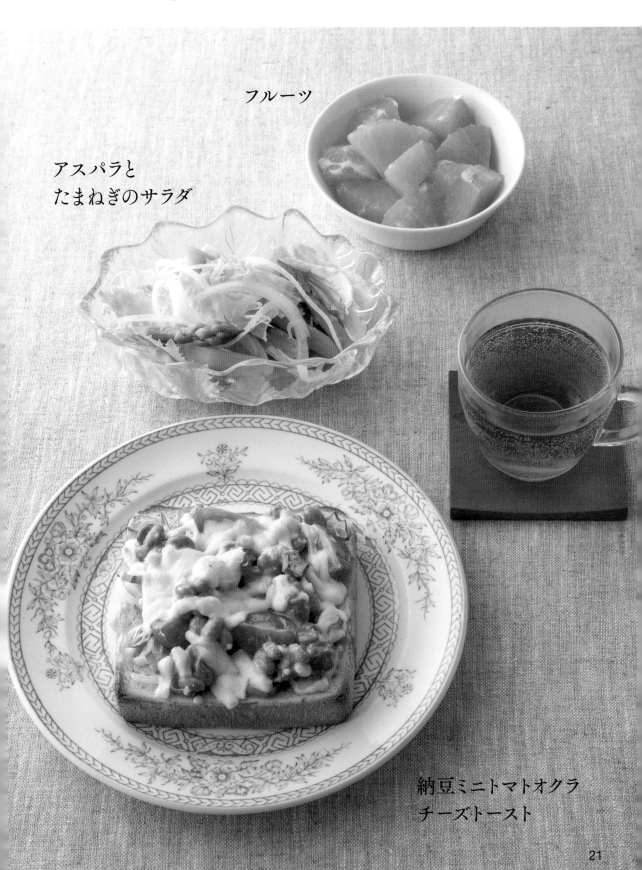

フルーツ

アスパラと
たまねぎのサラダ

納豆ミニトマトオクラ
チーズトースト

納豆ミニトマトオクラごはん

たんぱく質	エネルギー	食塩相当量
11.2g	325kcal	0.4g

材料 （2人分）

温かい胚芽米ごはん ………………… 300g
納豆 ………………………… 2パック (80g)
納豆のたれ … 2/3量 (1と1/3パック分)
　　または3倍濃縮めんつゆ … 小さじ1強
ミニトマト ………………………… 2個 (4つ割)
オクラ ………………………………………… 2本
　（塩をまぶしてこすり洗って小口切り）
おろしわさび ……………………………… 少々

作り方

① 納豆にたれを混ぜて、ミニトマトとオクラを混ぜる。

② ごはんの上に盛り、わさびを添える。

※のりを添えて巻いたり、刻みのりをふっても。納豆にオリーブ油小さじ1を混ぜてもよい。

※オクラはゆでて使っても。

アスパラのじゃこだしみそ汁

1人分

たんぱく質	エネルギー	食塩相当量
3.8g	47kcal	1.3g

材料 （2人分）

グリーンアスパラ ……………… 4本 (80g)
たまねぎ ………………………… 1/2個 (100g)
カットわかめ ………………………… 小さじ1
ちりめんじゃこ ………… 大さじ1 (約5g)
みそ ……………………………………… 大さじ1
水 ……………………………… 1と3/4カップ
※じゃこを使わない場合は煮干しやだしを使う。

作り方

① アスパラは下3cmを切り落とし、下1/3の皮をむき、斜めに4cm幅に切る。たまねぎは薄切り、わかめはたっぷりの水で戻して水けを絞る。

② 小鍋に水とたまねぎ、じゃこを入れて煮立て、あくを引き、ふたをしてさっと煮る。

③ アスパラを加えて1分ほど煮て、わかめを加え、みそを溶き入れて器に盛る。

いちごヨーグルト

1人分

たんぱく質	エネルギー	食塩相当量
5.8g	97kcal	0.1g

材料 （2人分）

ギリシャヨーグルト ………………… 100g
いちご (小粒) ………………………… 160g
　（縦半分か4つ割に切る）
はちみつ ……………………………… 小さじ2

作り方

① 器にいちごを盛り、ヨーグルトをのせ、はちみつをかける。

※ギリシャヨーグルトは、プレーンヨーグルトでもよい。

ポイントアドバイス

くだものは一日1回程度に。忙しいときでもバナナ1本にヨーグルトを添えるなど、工夫をしましょう。

献立1人分

たんぱく質	エネルギー	食塩相当量
20.8g	470kcal	1.8g

納豆ミニトマトオクラチーズトースト

1人分		
たんぱく質	エネルギー	食塩相当量
17.2g	336kcal	1.4g

材料 （2人分）

食パン（6枚切り） ……………………… 2枚
マヨネーズ ……………………… 小さじ2
納豆 ……………………… 2パック（80g）
納豆のたれ …… 1/3量（2/3パック分）
たまねぎ ……………… 20g（横薄切り）
ミニトマト ……………… 2個（4つ割）
オクラ ……………………… 2本
　（塩をまぶしてこすり、洗って小口切り）
ピザ用チーズ ……………………… 40g

作り方

① 納豆にたれを混ぜる。食パンをアルミホイルにのせてマヨネーズを薄く塗り、具をのせる。

※マヨネーズは細い口でギザギザに絞ってもよい。

② 上にチーズをふって、トースターで5分ほど焼く。

アスパラとたまねぎのサラダ

1人分		
たんぱく質	エネルギー	食塩相当量
1.3g	36kcal	0.3g

材料 （2人分）

グリーンアスパラ ……………… 4本（80g）
たまねぎ ……………………… 20g
　（横薄切り、好みで水にさらす）
※新たまねぎ、紫たまねぎでもよい。

レタス ……………… 2枚（60g）（ちぎる）
A 溶きがらし 少々、酢・オリーブ油
　各小さじ1、塩・こしょう・砂糖 各
　少々

作り方

① アスパラは下3cmを切り落とし、下1/3の皮をむき、塩少々（分量外）を加えた熱湯でゆでる。冷水にとって水けをふき、斜めに4cm幅に切る。

② 器にアスパラ、レタス、たまねぎを盛り合わせ、混ぜた **A** をかける。

フルーツ

1人分		
たんぱく質	エネルギー	食塩相当量
0.6g	38kcal	0g

材料 （2人分）

オレンジなどの柑橘類
　（写真はせとか） …………… 1個（150g）

作り方

① 皮をむき、食べやすい大きさに切って盛る。

ポイントアドバイス

納豆の代わりにツナ缶でも。チーズトーストにしない場合は、フルーツにヨーグルトやカテージチーズ、はちみつを加えて、たんぱく質量を整えましょう。

献立1人分		
たんぱく質	エネルギー	食塩相当量
19.1g	410kcal	1.7g

23

和朝食②

卵は良質なたんぱく質を含みます。みそ汁には、使いやすいカットした高野豆腐を入れて、たんぱく質量をアップ！

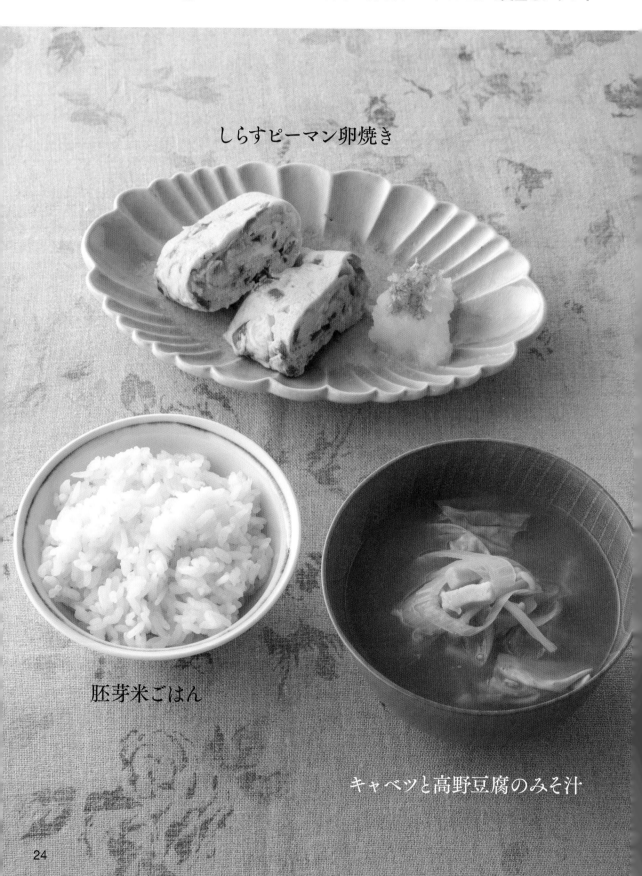

しらすピーマン卵焼き

胚芽米ごはん

キャベツと高野豆腐のみそ汁

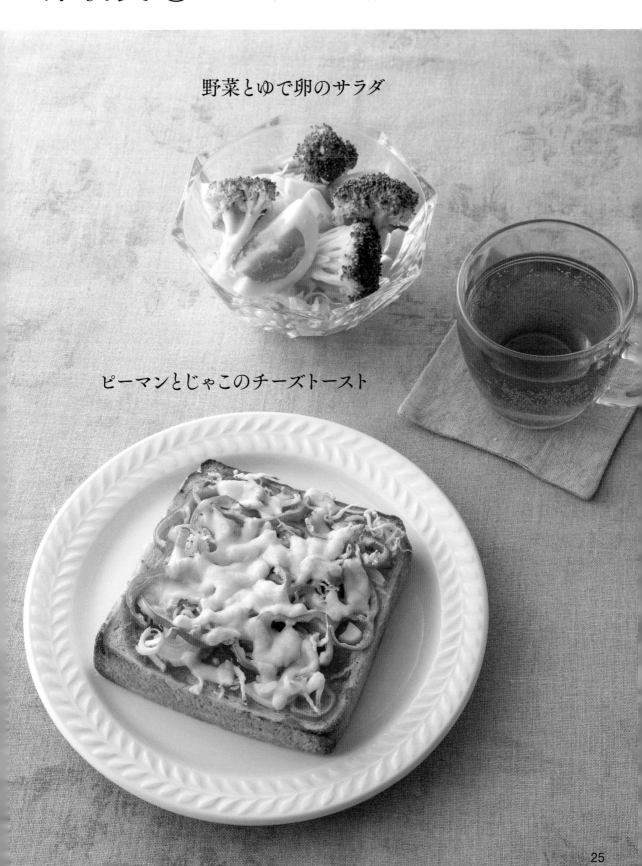

野菜とゆで卵のサラダ

ピーマンとじゃこのチーズトースト

しらすピーマン卵焼き

1人分		
たんぱく質	エネルギー	食塩相当量
9.0g	139kcal	0.6g

材料 （2人分）

しらす干し ……………………… 大さじ2
牛乳 ……………………………… 大さじ1
卵 ………………………………… 2個
ピーマン ……………… 2個（粗みじん切り）
油 ………………………………… 適量
大根 ………………………… 2cm（100g）
しょうゆ ………………………… 少々

作り方

① ボウルに卵を溶き、しらす干しと牛乳を加える。

② 油小さじ1をフライパンに熱してピーマンをさっと炒め、①に入れる。

③ フライパンに油をなじませて、①を数回に分けて流して焼く。

④ 大根を皮ごとおろして水けをきって食べやすく切った③と盛り合わせて、しょうゆをかける。

キャベツと高野豆腐のみそ汁

1人分		
たんぱく質	エネルギー	食塩相当量
4.5g	57kcal	1.3g

材料 （2人分）

キャベツ …… 1枚（50g）（2cm幅に切る）
カット高野豆腐 ………… 大さじ2（約6g）
えのきだけ（大）……… 1/4パック（50g）
　（半分に切ってほぐす）
長ねぎ ……… 1/2本（50g）（斜め薄切り）
だし ………………… 1と1/2カップ強
みそ ……………………………… 大さじ1

作り方

① 小鍋にだしとえのき、ねぎを入れて煮立て、高野豆腐を加えてふたをし、さっと煮る。

② キャベツを加え、みそを溶き入れて器に盛る。

※キャベツは歯ごたえを残して煮ていますが、好みで初めから煮てやわらかくしてもよい。

★「温かい胚芽米ごはん」2人分240gとともにいただきましょう。

★フルーツ（1人分100g）を加えてもよいです。

献立1人分（ごはん含）		
たんぱく質	エネルギー	食塩相当量
16.7g	387kcal	1.9g

ごはん1人分		
たんぱく質	エネルギー	食塩相当量
3.2g	191kcal	0g

ピーマンとじゃこのチーズトースト

1人分		
たんぱく質	エネルギー	食塩相当量
12.2g	259kcal	1.6g

材料 (2人分)

食パン（6枚切り）‥‥‥‥‥‥‥‥‥‥‥ 2枚

ケチャップ ‥‥‥‥‥‥‥‥‥‥‥‥ 小さじ2

オリーブ油 ‥‥‥‥‥‥‥‥‥‥‥‥ 小さじ1

ちりめんじゃこ ‥‥‥‥ 大さじ2（約10g）

ピーマン ‥‥‥‥‥‥‥‥‥‥‥‥ 1個（30g）

　（縦半分横薄切り）

長ねぎ ‥‥‥‥‥‥‥‥‥‥ 5cm（12.5g）

ピザ用チーズ ‥‥‥‥‥‥‥‥‥‥‥‥ 40g

作り方

① 食パンをアルミホイルにのせ、ケチャップを等分に塗り、オリーブ油を軽くふる。

② ねぎを小口切りにする。

③ じゃこ、ねぎ、ピーマン、チーズをのせて、トースターで5分ほど焼く。

野菜とゆで卵のサラダ

1人分		
たんぱく質	エネルギー	食塩相当量
9.5g	109kcal	0.5g

材料 (2人分)

キャベツ ‥‥‥‥‥‥ 1枚（50g）（千切り）

ゆで卵 ‥‥‥‥‥‥‥‥‥‥ 2個（4つ割）

ブロッコリー ‥‥‥‥‥‥‥ 1/3個（80g）

A　マヨネーズ・ポン酢しょうゆ
　　　各小さじ1

作り方

① ブロッコリーは食べやすい大きさに切り分け、さっと水にさらし、塩少々（分量外）を加えた熱湯でゆで、ざるに上げる。

② キャベツ、ゆで卵、ブロッコリーを器に盛り、混ぜた **A** をかける。

献立1人分		
たんぱく質	エネルギー	食塩相当量
21.7g	368kcal	2.1g

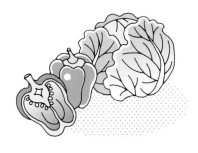

魚の朝食①

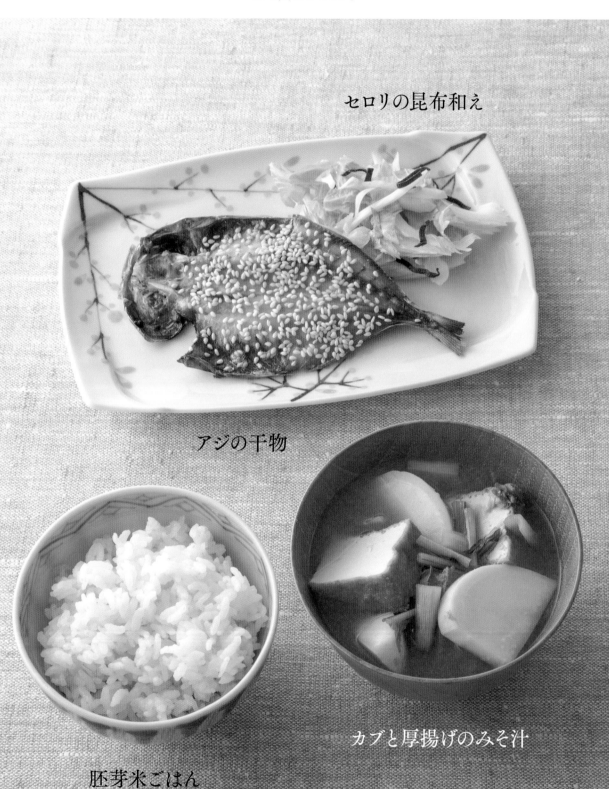

セロリの昆布和え

アジの干物

カブと厚揚げのみそ汁

胚芽米ごはん

魚の朝食②

卵かけごはんのしょうゆはごく少量にして甘塩ジャケの塩分でいただきます。みそ汁にオリーブ油をふれば、トマトの抗酸化物質リコピンの吸収率がよくなります。

甘塩ジャケの卵かけごはん

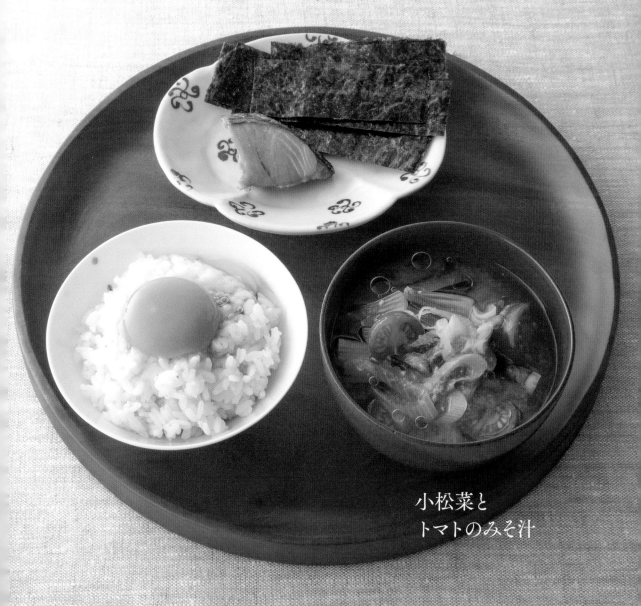

小松菜と
トマトのみそ汁

アジの干物、セロリの昆布和え

1人分
たんぱく質	エネルギー	食塩相当量
7.2g	68kcal	0.8g

材料 (2人分)

アジの干物 ……… 小2枚 (頭骨ごと100g)
　　または中1枚を分ける
みりん …………………………………… 少々
白いりごま ……………………… 小さじ2
セロリ (葉ごと) …………… 小1本 (50g)
塩昆布 ………………… 大さじ1/2 (約2g)

作り方

① セロリは筋を除き、葉ごと斜め薄切りにして塩昆布を混ぜる。

② アジは身にみりんを薄く塗り、ごまをふって中火弱で火が通るまで焼く。

③ ①と②を皿に盛る。

※干物は毎日食べるには塩分が多く、中1枚を1人で食べると食べすぎに。

ポイントアドバイス

ほかの干物や塩サバなども、半身ではなく1/4枚を目安にしましょう。できれば毎日ではなく、なるべく控えるように心がけましょう。塩分の濃いものをとると、減塩の習慣が身につきません。大根おろしをたっぷりと添えて食べましょう。

カブと厚揚げのみそ汁

1人分
たんぱく質	エネルギー	食塩相当量
7.7g	101kcal	1.3g

材料 (2人分)

カブ …………… 大1個 (実120g葉30g)
厚揚げ ………………… 約1/2枚 (100g)
　　(油を抜いて縦半分横8mm幅)
だし ……………………… 1と1/2カップ
みそ ……………………………… 大さじ1

作り方

① カブは皮ごと縦半分・5mm厚さに切る。葉は2～3cmに切る。

② 小鍋にだしと厚揚げを入れて煮立て、カブと葉を加えて、ふたをし、さっと煮る。

③ みそを溶き入れて器に盛る。

★「温かい胚芽米ごはん」2人分240gとともにいただきましょう。

★フルーツ (1人分100g) を加えてもよいです。

献立1人分 (ごはん含)
たんぱく質	エネルギー	食塩相当量
18.1g	360kcal	2.1g

ごはん1人分
たんぱく質	エネルギー	食塩相当量
3.2g	191kcal	0g

甘塩ジャケの卵かけごはん

1人分		
たんぱく質	エネルギー	食塩相当量
16.3g	320kcal	0.9g

材料 （2人分）

温かい胚芽米ごはん
……………… 茶碗2杯（約240g）
卵 …………………………………… 2個
しょうゆ ……………………… 小さじ1/2
甘塩ジャケ ………… 2/3切れ（約50g）
焼きのり ……………………………… 1枚
（食べやすい大きさに切る）

作り方

① ごはんに卵をおとし、しょうゆをかける。

② 焼いたシャケをほぐして加え、のりで巻いていただく。

※のりは2枚に増やしてもよい。

ポイントアドバイス

甘塩ジャケは塩分が多く、1人1切れでは塩分過多になります。2人で分けたり、残ったものはおにぎりの具にしたりして、次の食事でいただきましょう。

小松菜とトマトのみそ汁

1人分		
たんぱく質	エネルギー	食塩相当量
3.0g	60kcal	1.3g

材料 （2人分）

小松菜 …………………… 2～3株（100g）
ミニトマト …………… 5個（縦半分に切る）
長ねぎ ……… 1/2本（50g）（斜め薄切り）
だし …………………………… 1と1/2カップ
みそ ……………………………… 大さじ1
オリーブ油 …………………… 小さじ1

作り方

① 小松菜は洗って3cm長さに切る。

② 小鍋にだしとねぎを入れて煮立て、小松菜を入れてさっと煮る。

③ トマトを加え、みそを溶いて再び煮立ってきたら器に盛り、オリーブ油をふる。

★フルーツ（1人分100g）を加えてもよいです。

献立1人分		
たんぱく質	エネルギー	食塩相当量
19.3g	380kcal	2.2g

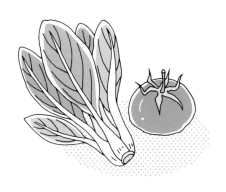

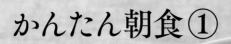

かんたん朝食①

豆乳オートミール野菜かゆ

保存がきき、すぐに使える
オートミールと、豆乳、
じゃこの組み合わせ。カブ
とキャベツが、朝めざめた
ての胃にやさしい。

かんたん朝食②

くだものとヨーグルトのシリアル／
ゆで卵のサラダ

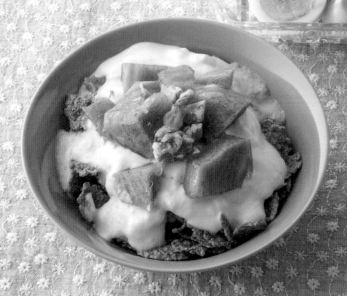

シリアルにヨーグルトとく
だもののトッピングで食物
繊維がアップ。ゆで卵と野
菜の簡単サラダを添えて。

かんたん朝食③

パンサラダ

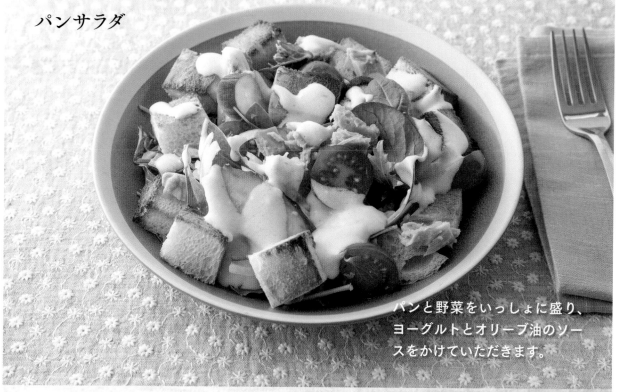

パンと野菜をいっしょに盛り、
ヨーグルトとオリーブ油のソー
スをかけていただきます。

かんたん朝食④

シャケおにぎり／煮干しのみそ汁

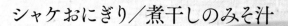

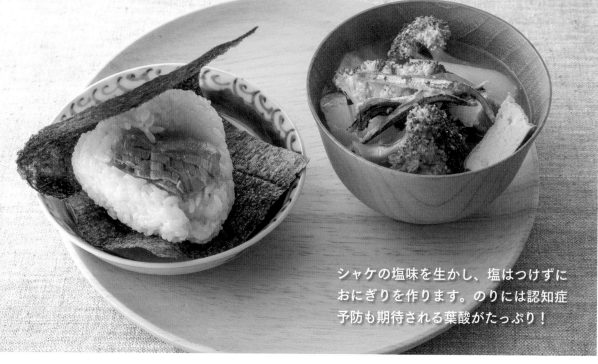

シャケの塩味を生かし、塩はつけずに
おにぎりを作ります。のりには認知症
予防も期待される葉酸がたっぷり！

かんたん朝食❶
豆乳オートミール野菜かゆ

1人分		
たんぱく質	エネルギー	食塩相当量
13.9g	284kcal	0.8g

材料 （2人分）

カブ …… 大1個（150g／実120g葉30g）
キャベツ …… 1枚（50g）（2cm幅に切る）
ちりめんじゃこ …………………… 大さじ2
ごま油 ……………………………… 小さじ1
水 …………………………………… 40ml
豆乳（調製または無調整）……… 2カップ
オートミール（フレークタイプ）…… 60g
塩 ………………………………………… 少々

作り方

① カブの実は皮ごと1cm角に、葉は2cm幅に切る。

② ごま油でカブとじゃこをさっと炒め、キャベツと水を加えて、ふたをしてさっと蒸し煮にする。

③ 豆乳、オートミールを加えてさっと混ぜ、温まるまで煮て、塩を混ぜて器に盛る。

※ちりめんじゃこの代わりに、鶏ささみ1本を薄切りにして使ってもOK。
※塩を加えず、仕上げに梅やザーサイを少量添えても美味しい。

★フルーツ（1人分100g）を加えてもよいです。

かんたん朝食❷
くだものとヨーグルトのシリアル

1人分		
たんぱく質	エネルギー	食塩相当量
8.8g	367kcal	0.7g

材料 （2人分）

オールブランフレーク ………………… 120g
プレーンヨーグルト ………………… 200g
麹の甘酒 …………………………… 大さじ2
柿 …………………………………1個（150g）
炒り無塩クルミ ……………… 4粒（刻む）

作り方

① 器にフレークを盛り、ヨーグルト、甘酒大さじ1（1人分）をかける。

② 食べやすい大きさに切った柿をのせ、クルミをふる。

※くだものはオレンジ、きんかん、キウイ、いちご、メロンなどでもよい。

ゆで卵のサラダ

1人分		
たんぱく質	エネルギー	食塩相当量
6.2g	69kcal	0.2g

材料 （2人分）

ブロッコリー ………… 大1/3個（100g）
ゆで卵 ………………………………… 1個
マヨネーズ ………………………… 小さじ1

作り方

① ブロッコリーは食べやすい大きさに切って塩（分量外）ゆでする。

② ゆで卵は輪切りにする。

③ ①と②を器に盛り、マヨネーズを添える。

かんたん朝食❷ 献立1人分		
たんぱく質	エネルギー	食塩相当量
15.0g	436kcal	0.9g

かんたん朝食❸ パンサラダ

たんぱく質	エネルギー	食塩相当量
17.6g	304kcal	1.6g

材料 （2人分）

食パン（6枚切り）	2枚
ベビーリーフ	小1パック（30g）
たまねぎ	20g
きゅうり	1本
ミニトマト	5個
ツナ缶油漬け（チャンク）	小1缶
	油をきって60gをほぐす
A	プレーンヨーグルト 大さじ6、オリーブ油 大さじ1、塩・こしょう 各少々、はちみつ 小さじ1/2

作り方

① パンは角切りにしてカリッと焼く。

② ベビーリーフは洗って水けをふく。たまねぎは横薄切りにし、好みで水にさらして水けをきる。きゅうりは斜め薄切りに、トマトは横半分に切る。

③ 器に野菜と、ツナ缶、パンを混ぜて盛る。

④ A を混ぜてかける。

※ツナ缶をサバ水煮缶に代えても。クセが気になるときは、ソースにカレー粉や粒マスタード少々を加えても。

かんたん朝食❹ シャケおにぎり

たんぱく質	エネルギー	食塩相当量
9.5g	241kcal	0.5g

材料 （2人分）

甘塩ジャケ	2/3切れ
温かい胚芽米ごはん	120g×2
焼きのり	1枚（半分に切る）

作り方

① シャケを焼き、半分に切る。

② 温かいごはんにシャケをのせて握り、のり（塩はつけない）をまいていただく。

煮干しのみそ汁

たんぱく質	エネルギー	食塩相当量
11.1g	116kcal	1.2g

材料 （2人分）

煮干し	6尾（6g）
厚揚げ	1/2枚弱（80g）
（油を抜いて棒状に切る）	
長ねぎ	小1本（80g）
（5cm長さ4つ割）	
ブロッコリー	1/2個（120g）
（小さめに切り、水にさらして水けをきる）	
水	1と3/4カップ
みそ	大さじ1

かんたん朝食❹ 献立1人分

たんぱく質	エネルギー	食塩相当量
20.6g	357kcal	1.7g

作り方

① 小鍋に、ワタとえらを除いて割いた煮干しを入れて、弱火でさっと乾煎りし、水、ねぎ、厚揚げを入れて中火で煮立てる。

② あくを引き、ブロッコリーを入れてふたをし、火を弱めて1分半から2分煮る。

③ みそを溶き入れて、器に盛る。

★フルーツ（1人分100g）を加えてもよいです。

赤身肉の牛焼肉丼

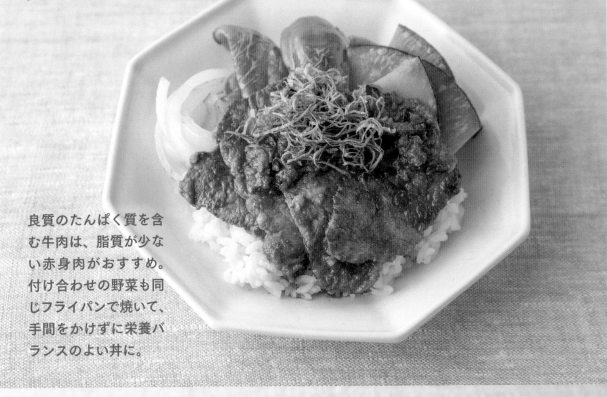

良質のたんぱく質を含む牛肉は、脂質が少ない赤身肉がおすすめ。付け合わせの野菜も同じフライパンで焼いて、手間をかけずに栄養バランスのよい丼に。

ひき肉と高野豆腐のタコライス

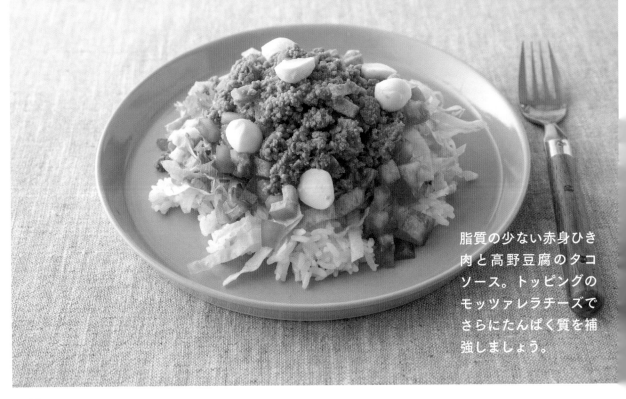

脂質の少ない赤身ひき肉と高野豆腐のタコソース。トッピングのモッツァレラチーズでさらにたんぱく質を補強しましょう。

野菜たっぷり親子丼

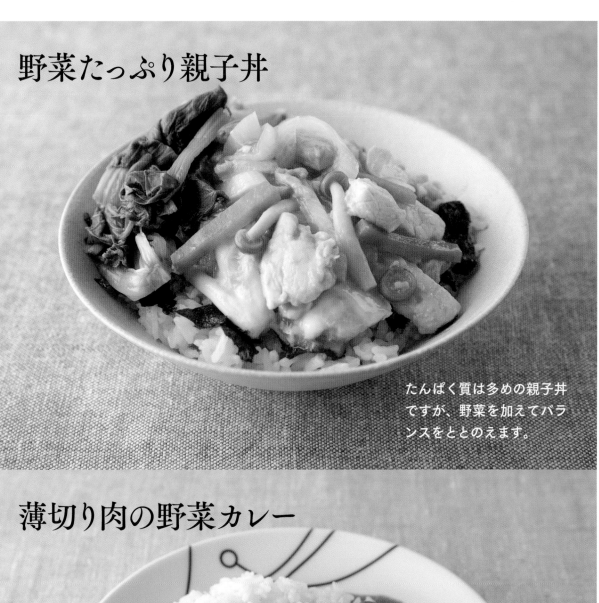

たんぱく質は多めの親子丼
ですが、野菜を加えてバラ
ンスをととのえます。

薄切り肉の野菜カレー

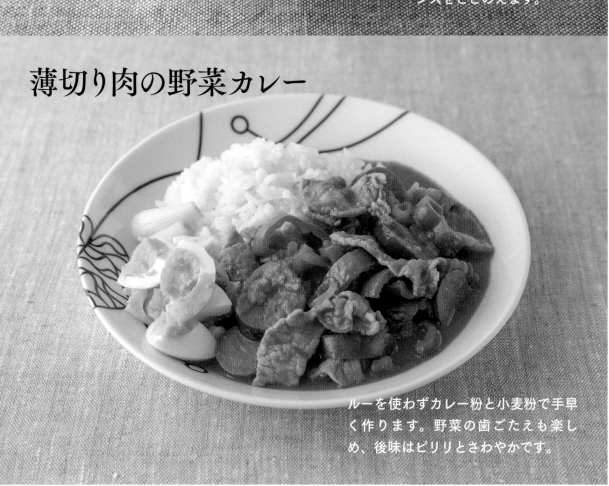

ルーを使わずカレー粉と小麦粉で手早
く作ります。野菜の歯ごたえも楽し
め、後味はピリリとさわやかです。

赤身肉の牛焼肉丼

1人分
たんぱく質	エネルギー	食塩相当量
21.2g	528kcal	1.8g

材料 (2人分)

温かい胚芽米ごはん ································· 300g
牛赤身焼肉用 ······································· 140g
A たまねぎ・リンゴのすりおろし 各大さじ1、
　　おろしにんにく・おろししょうが 各少々、
　　酒・しょうゆ 各大さじ1、砂糖 小さじ2、
　　ごま油 小さじ1、みそ 小さじ1/2
ごま油 ··· 大さじ1
たまねぎ ··························· 1/2個(100g)
　(縦半分横8mmに切る)
ピーマン ························ 2個(60g)(4つ割)
かぼちゃ ······················· 100g(薄切り)
塩 ·· ごく少々
しそ ···························· 4枚(千切り)

作り方

① 肉に、混ぜた **A** を絡める。

② フライパンにごま油を熱し、野菜を両面焼いて火を通し、塩をふってごはんと盛る。

③ 空いたフライパンに、肉の汁けをきって入れ、中火強で両面焼き、残ったたれを絡める。たれごと器に盛り、しそを添える。

※ **A** の代わりに焼肉のたれ大さじ3を使っても。

ひき肉と高野豆腐のタコライス

1人分
たんぱく質	エネルギー	食塩相当量
20.5g	424kcal	1.5g

材料 (2人分)

温かい胚芽米ごはん ································· 240g
豚赤身ひき肉 ······································· 120g
カット高野豆腐 ····················· 大さじ2(約6g)
A ケチャップ 大さじ2、酒 大さじ1、しょうゆ 小さじ2、オリーブ油 小さじ2、おろしにんにく 少々、一味唐辛子 少々
レタス ····················· 3枚(90g)(太めの千切り)
トマト ········· 1個(150g)(皮ごと1cm角に切る)
生モッツァレラチーズ ················· 小6個(20g)
　(汁をきって半分に切る)

作り方

① 高野豆腐に熱湯をかけてもどし、水けを絞る。

② 小さめのフライパンに肉を入れ、**A** を加えて箸で混ぜる。中火にかけ、①も入れて混ぜながら、火が通り、水けがなくなるまで煮る。

③ 器にごはんを盛り、レタス、トマト、②、チーズを盛る。

ポイントアドバイス

丼系のごはんは、野菜が不足しがち。野菜100g以上を目標に、足りない分はゆで野菜やミニトマトを加えましょう。1人分の油は大さじ1/2を基準にしましょう。

野菜たっぷり親子丼

材料 (2人分)

温かい胚芽米ごはん ………………… 300g
もみのり ……………………………… 1枚分
鶏ささみ ………………… 2本（100g）
（1cm厚さに切る）
にんじん ………………… 3cm（40g）
（横3mm厚さに切って千切り）
長ねぎ ………………… 1/2本強（60g）
（斜め5mmに切る）
しめじ ……………… 小1/2パック（50g）
（石突きを取り、ほぐす）
油 ………………………………… 大さじ1
A 3倍濃縮めんつゆ・酒 各大さじ1と
1/2、水 大さじ3
卵 ………… 2個（110g）（軽く溶いておく）
ほうれんそう … 120g（4cm長さに切る）

作り方

① ほうれんそうを塩（分量外）ゆでして、冷水にとって水けを絞る。しょうゆ小さじ1（分量外）で和え、もう一度水けを絞る。

② 小さめのフライパンに油を熱し、鶏肉、にんじん、ねぎ、しめじを順に入れて炒め、肉の色が変わったら **A** を入れてふたをし、1分煮て火を通す。

③ ふたを取って卵を2回に分けて入れ、半熟程度に火を通す。

④ 器にごはんを盛り、のりと③をのせ、ほうれんそうを添える。

薄切り肉の野菜カレー

材料 (2人分)

温かい胚芽米ごはん ……………… 300g
豚もも薄切り ……… 120g（一口大に切る）
A 塩 小さじ1/4、にんにくすりおろし 少々、しょうがすりおろし1かけ分
なす ……………………… 小2本（120g）
たまねぎ ………………… 1/4個（50g）
ピーマン ………………… 2個（60g）
トマト ……………………… 小1個（100g）
油 …………………………………… 大さじ1
B カレー粉 大さじ1、小麦粉 小さじ2
C 水1カップ、チキンコンソメ1個
らっきょうの甘酢漬け ……… 6粒（30g）
ゆで卵（ざく切り）……………………… 1個

作り方

① なすは、縦半分にして斜め5mm厚さに切って、塩少々（分量）を加えた塩水につける。

② たまねぎは横薄切りに、ピーマンは縦半分にして横5mm幅に、トマトは皮ごと1cm角に切る。

③ 豚肉に、**A** を絡める。

④ フライパンに油を熱し、たまねぎをしんなりするまで炒め、豚肉、水けをきったなすを加えて焼き付ける。ピーマンを加えてさっと炒め、**B** をふって全体になじむまで炒めたら、トマトと **C** を加えて煮立て、ふたをして、弱火で5分ほど煮る。

⑤ 器にごはんを盛り、④をかけ、らっきょうとゆで卵を添える。

かんたん
オムライス

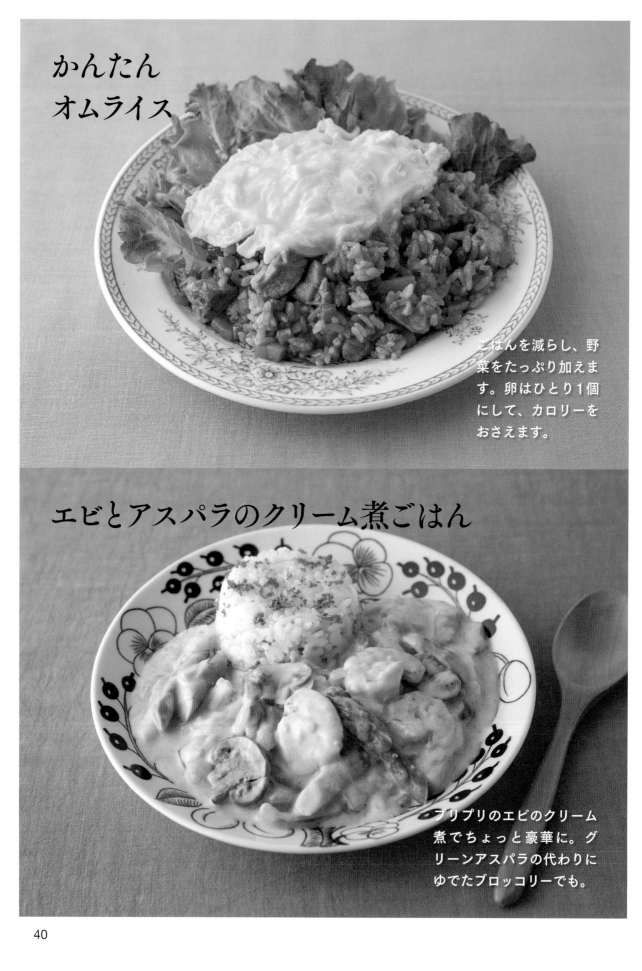

ごはんを減らし、野菜をたっぷり加えます。卵はひとり1個にして、カロリーをおさえます。

エビとアスパラのクリーム煮ごはん

プリプリのエビのクリーム煮でちょっと豪華に。グリーンアスパラの代わりにゆでたブロッコリーでも。

サバ缶とセロリのカレーライス

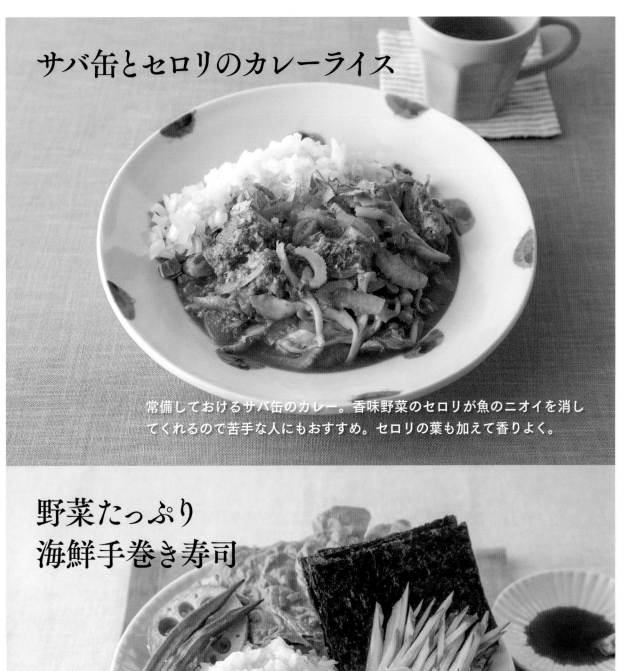

常備しておけるサバ缶のカレー。香味野菜のセロリが魚のニオイを消してくれるので苦手な人にもおすすめ。セロリの葉も加えて香りよく。

野菜たっぷり
海鮮手巻き寿司

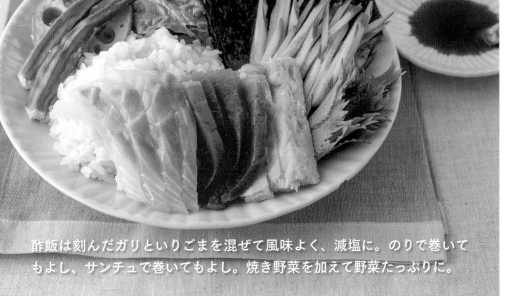

酢飯は刻んだガリといりごまを混ぜて風味よく、減塩に。のりで巻いてもよし、サンチュで巻いてもよし。焼き野菜を加えて野菜たっぷりに。

かんたんオムライス

【1人分】
たんぱく質	エネルギー	食塩相当量
24.4g	481kcal	2.0g

材料 （2人分）

温かい胚芽米ごはん ………………… 240g
鶏もも肉（皮なし）………………… 120g
A 塩 少々、こしょう 少々
たまねぎ … 1/2個（100g）（みじん切り）
にんじん … 小1本（100g）（みじん切り）
サヤインゲン …… 100g（3mm幅に切る）
B ケチャップ 大さじ3、しょうゆ 小
さじ1、酒 大さじ1
油 ………………………………… 大さじ1/2
溶き卵 ………………………………… 2個分
牛乳 …………………………………… 大さじ1
バター ………………………………… 小さじ2
リーフレタス ………………………… 50g

作り方

① 鶏肉は2cm幅に切って薄切りにし、**A**を絡める。

② フライパンに油を熱し、たまねぎ、にんじん、サヤインゲンを炒め、しんなりしたら①を入れて、ふたをして時々混ぜながら、火が通るまで炒める。

③ **B**を加えて全体に絡め、ごはんを加えて均一になるまで炒める。レタスをしいた皿に盛る。

④ フライパンを洗い、バターを溶かす。牛乳を加えた溶き卵を入れて、混ぜて半熟に火を通し、ごはんにのせる。

エビとアスパラのクリーム煮ごはん

【1人分】
たんぱく質	エネルギー	食塩相当量
25.9g	485kcal	1.7g

材料 （2人分）

温かいごはん ………………………… 240g
パセリのみじん切り ………………… 1本分
エビ（殻付き）…………… 小14尾（140g）
片栗粉 ………………………………… 適量
A 塩 小さじ1/4、こしょう 少々、白
ワイン 大さじ1/2
たまねぎ …………………… 1/2個（100g）
ブラウンマッシュルーム …… 6個（100g）
グリーンアスパラ ………… 6本（120g）
オリーブ油 ………………… 大さじ1と1/3
小麦粉 ………………………………… 大さじ2
牛乳 ………………………… 1と1/4カップ
薄口しょうゆ ………………………… 大さじ1/2
こしょう ……………………………… 少々
白ワイン ……………………………… 大さじ2

作り方

① エビの殻をむき、背に切れ目を入れて背ワタを除く。片栗粉を絡めて洗い、水けをふいて**A**を絡める。

② たまねぎは縦半分横薄切りに、マッシュルームは5mm幅に、アスパラは下処理をして斜め3cm幅に切る。

③ フライパンにオリーブ油を熱し、たまねぎを透き通るまで炒め、エビを入れて両面焼き、アスパラとマッシュルームも加えてさっと炒める。

④ 小麦粉をふって炒めあわせ、牛乳を加えて混ぜながらエビに火を通す。しょうゆとこしょう、白ワインを加えて調味する。

⑤ パセリを混ぜたごはんと④を盛る。

サバ缶とセロリのカレーライス

1人分		
たんぱく質	エネルギー	食塩相当量
22.6g	542kcal	1.5g

材料 (2人分)

温かい胚芽米ごはん ……………… 300g
サバ缶 (大1缶) ………… 汁ごと 200g
たまねぎ ……………… 1/2個 (100g)
セロリ ……………………… 1本 (100g)
まいたけ ………… 1/2パック (50g)
A 水・トマト無塩ジュース 各
　　1/2カップ
オリーブ油 ……………………… 大さじ1
にんにく ………… 1かけ (すりおろし)
しょうが ………… 1かけ (すりおろし)
カレー粉 ……………………… 大さじ1
塩 ……………………………… 小さじ1/5
らっきょうの甘酢漬け …… 6粒を刻む
セロリの葉 …… ふとめ千切りを少々

作り方

① たまねぎは縦半分横薄切りに、セロリは筋を取って太いところは縦半分に切ってから横薄切りに、まいたけはほぐす。

② フライパンにオリーブ油を熱し、たまねぎを透き通るまで炒める。セロリを加えてさっと炒め、まいたけも加えて炒める。

③ にんにく、しょうが、カレー粉を加えてさっと炒める。

④ サバ缶の身をほぐして汁ごと加え、**A**を入れて混ぜながら煮立てる。

⑤ ふたをして全体がなじむまでさっと煮、塩で味をととのえる。

⑥ ごはんと一緒に盛り、セロリの葉とらっきょうを添える。

野菜たっぷり海鮮手巻き寿司

1人分		
たんぱく質	エネルギー	食塩相当量
28.1g	459kcal	2.0g

材料 (2人分)

温かい胚芽ごはん ……………… 300g
A 酢 大さじ2、甘酢しょうが 20g
　　(千切り)、白いりごま 小さじ2
マグロ赤身・タイ刺身用 …… 各70g
B 卵1個、砂糖・水 各小さじ1
焼き油 ……………………………… 少々
サンチュ ……………………… 6枚 (50g)
焼きのり ……………………………… 2枚
しそ ……………………………………… 10枚
きゅうり ……………………………… 1本
れんこん …………………………… 60g
オクラ …………………………………… 4本
オリーブ油 ……………………… 小さじ1/2
塩 …………………… ごく少々 (0.3g)
しょうゆ ……………………… 小さじ2〜3
おろしわさび ……………………… 少々

作り方

① ごはんに**A**を加えてさっくり混ぜる。

② **B**を混ぜて卵焼きを作り、棒状に切る。

③ マグロは縦半分に切って水けをふく。サンチュは長さを半分に、焼きのりは6等分に切る。きゅうりは斜め千切りに、れんこんは皮ごと薄切りにする。オクラはがくをむき、塩少々 (分量外) をまぶしてこすり洗って傷をつける。

④ アルミホイルにれんこんとオクラをのせ、オリーブ油、塩をふってグリルかトースターで5分ほど焼く。

⑤ 器に具材を盛り合わせ、サンチュとしそ、のりで、好みの具を巻いて、わさびしょうゆをつけていただく。

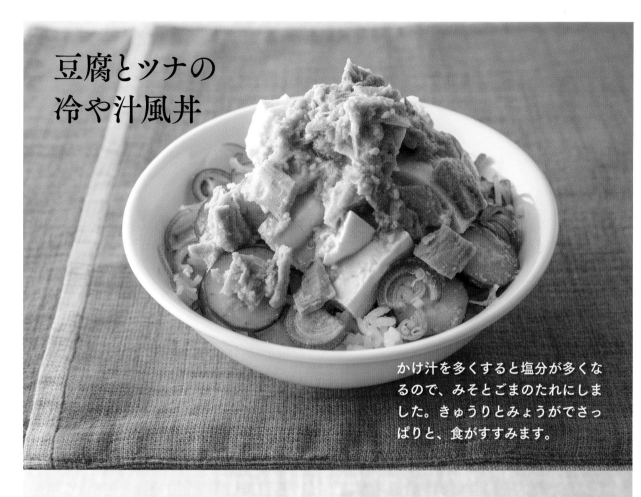

豆腐とツナの
冷や汁風丼

かけ汁を多くすると塩分が多くなるので、みそとごまのたれにしました。きゅうりとみょうがでさっぱりと、食がすすみます。

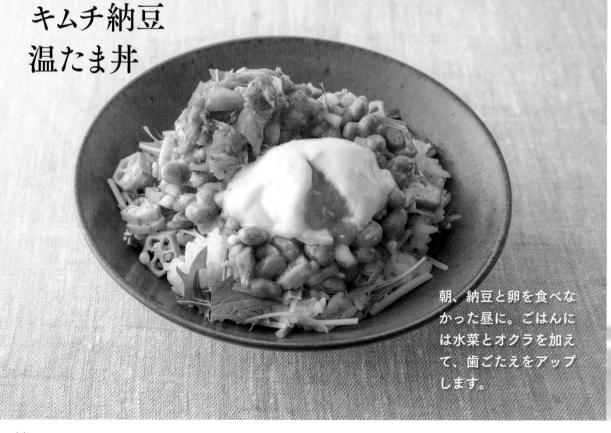

キムチ納豆
温たま丼

朝、納豆と卵を食べなかった昼に。ごはんには水菜とオクラを加えて、歯ごたえをアップします。

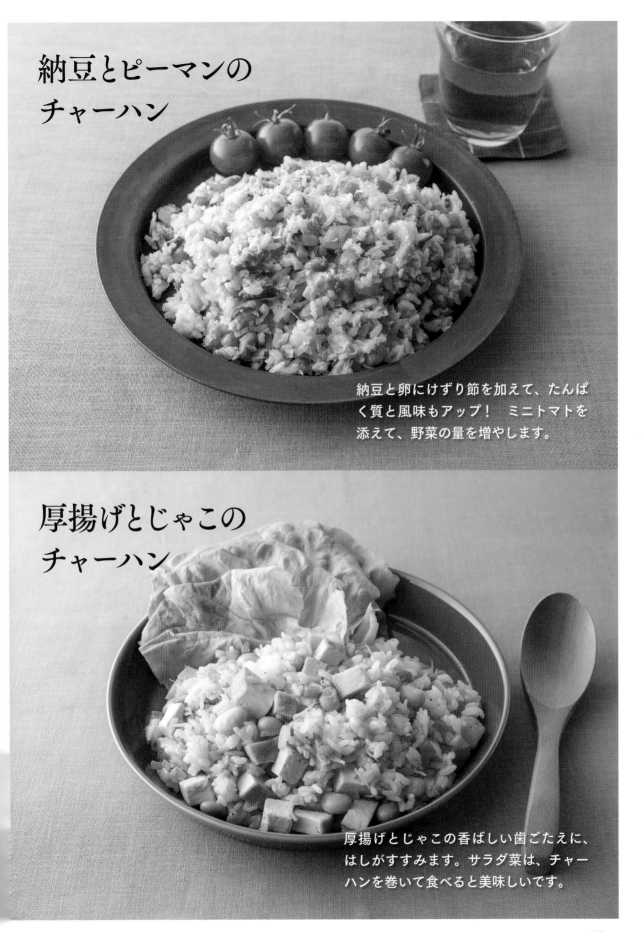

納豆とピーマンの
チャーハン

納豆と卵にけずり節を加えて、たんぱく質と風味もアップ！　ミニトマトを添えて、野菜の量を増やします。

厚揚げとじゃこの
チャーハン

厚揚げとじゃこの香ばしい歯ごたえに、はしがすすみます。サラダ菜は、チャーハンを巻いて食べると美味しいです。

豆腐とツナの冷や汁風丼

1人分
| たんぱく質 | エネルギー | 食塩相当量 |
| 21.5g | 422kcal | 1.8g |

材料 （2人分）

温かい胚芽米ごはん ………………… 300g
木綿豆腐 ………………… 2/3丁（220g）
ツナ缶油漬け（チャンク）………… 2/3缶
　　　　　　　　　　　　汁けをきって40g
A みそ 小さじ2、3倍濃縮めんつゆ
　 小さじ2、白すりごま 大さじ2、水
　 大さじ4
きゅうり ………………………………… 2本
みょうが ………………………… 2個（30g）

作り方

① 豆腐は手でちぎって、ペーパータオルにのせ、水けをきる。きゅうりは薄切りにする。みょうがは縦半分に切ってから薄切りにし、水に通して水けをふく。

② 丼にごはんを盛り、きゅうり、みょうが、水けをきった豆腐をのせる。

③ ツナ缶をほぐし、**A** を加えて混ぜ、②にかけ、混ぜていただく。

キムチ納豆温たま丼

1人分
| たんぱく質 | エネルギー | 食塩相当量 |
| 19.2g | 457kcal | 1.7g |

材料 （2人分）

温かい胚芽米ごはん ………………… 300g
水菜 ……………………………………… 60g
オクラ …………………………………… 6本
キムチ …………………………………… 60g
温泉卵 …………………………………… 2個
納豆 ………………………… 2パック（80g）
A 納豆のたれ2パック分（なければ3
　 倍濃縮めんつゆ 小さじ2）、紫たま
　 ねぎ 40g（みじん切り）、ごま油 小
　 さじ2

作り方

① 水菜は2〜3cm幅に切り、キムチは刻む。オクラは塩（分量外）をまぶしてこすり、薄い小口切りにする。

② 温かいごはんに、水けをふいた水菜を加えて混ぜて盛る。

③ ②にオクラをのせ、納豆に **A** を混ぜてかけ、キムチ、温泉卵をのせる。

※オクラが硬い場合は塩ゆでしてから切る。

納豆とピーマンのチャーハン

1人分		
たんぱく質	エネルギー	食塩相当量
21.2g	506kcal	1.6g

材料 (2人分)

温かい胚芽米ごはん ························· 300g
酒 ·································· 大さじ1
納豆 ······················ 2パック (80g)
たまねぎ ···················· 1/2個 (100g)
ピーマン ······················ 2個 (60g)
生しいたけ ···························· 2個
溶き卵 ···························· 2個分
油 ······························ 大さじ1
塩 ·························· 小さじ1/6
こしょう ·························· 少々
しょうゆ ·························· 小さじ2
けずり節 ················ 小2パック (4g)
ミニトマト ···························· 10個

作り方

① たまねぎはみじん切りに、ピーマンとしいたけ (石突きを取る) は粗みじん切りにする。

② フライパンに油を熱し、たまねぎを炒める。透き通ったらピーマンとしいたけをさっと炒め、端によせ、溶き卵、ごはんを加え、酒をふって炒める。

③ 納豆と塩、こしょうを加えてさっと炒め、しょうゆとけずり節をふって全体に混ざるまで炒める。

④ 皿に盛り、ミニトマトを添える。

厚揚げとじゃこのチャーハン

1人分		
たんぱく質	エネルギー	食塩相当量
19.8g	466kcal	1.9g

材料 (2人分)

温かい胚芽米ごはん ························· 300g
酒 ·································· 大さじ1
厚揚げ ···················· 2/3枚 (130g)
ちりめんじゃこ ········· 大さじ4 (約20g)
長ねぎ ···················· 1/2本弱 (40g)
にんじん ···················· 小1/2本強 (60g)
枝豆 ···················· さやつき1/2パック
（120g/ さやをむいて60g）
油 ······························ 大さじ1
塩 ······························ 少々
こしょう ·························· 少々
しょうゆ ·························· 小さじ2
サラダ菜 ···················· 1/2個 (40g)

作り方

① ねぎとにんじんは粗みじん切りにする。厚揚げは油抜きをして8mm角に切る。枝豆は塩 (分量外) ゆでしてさやをむく。

② フライパンに油を熱し、にんじん、厚揚げを炒め、じゃこ、ごはんを加え、酒をふって炒め合わせる。

③ 均一になったら枝豆と長ねぎを加え、塩、こしょうを加えて炒め、しょうゆをふって混ざったら、洗って水けをふいたサラダ菜と盛り合わせる。

※ちりめんじゃこはかにかま、ちくわ、かまぼこなどでも。

昼食ワンプレートレシピ

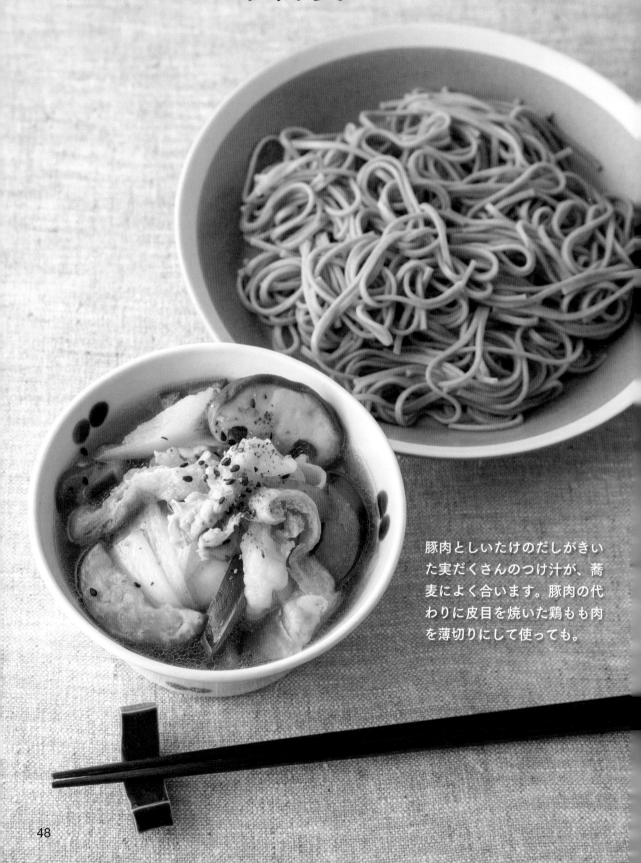

豚しゃぶつけ蕎麦

豚肉としいたけのだしがきいた実だくさんのつけ汁が、蕎麦によく合います。豚肉の代わりに皮目を焼いた鶏もも肉を薄切りにして使っても。

牛肉とパプリカのオイスター焼きうどん

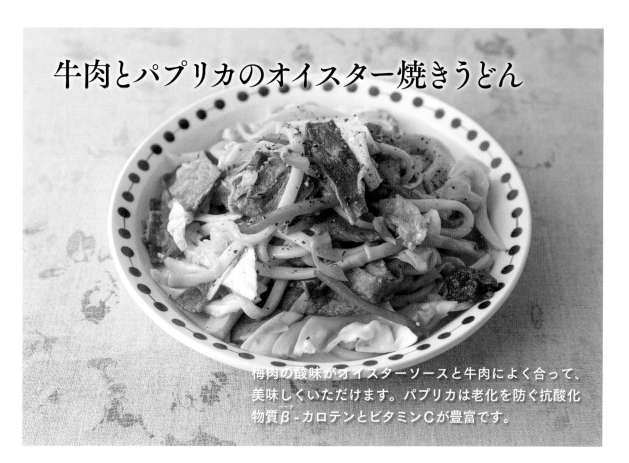

梅肉の酸味がオイスターソースと牛肉によく合って、
美味しくいただけます。パプリカは老化を防ぐ抗酸化
物質β-カロテンとビタミンCが豊富です。

ツナ缶とゴーヤの
カレーそうめんチャンプルー

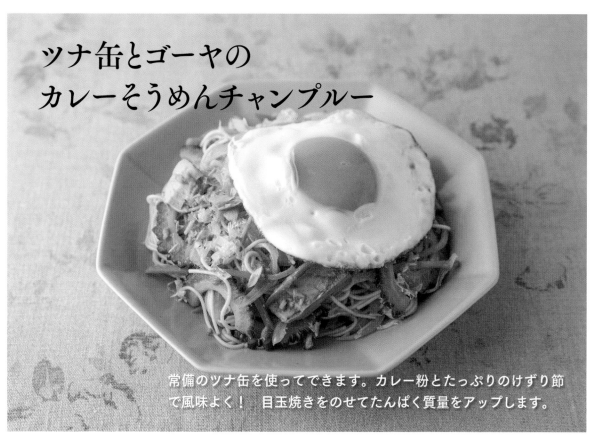

常備のツナ缶を使ってできます。カレー粉とたっぷりのけずり節
で風味よく！ 目玉焼きをのせてたんぱく質量をアップします。

豚しゃぶつけ蕎麦（そば）

1人分

たんぱく質	エネルギー	食塩相当量
26.4g	560kcal	3.4g

材料 （2人分）

乾そば ································· 160g

豚ロースしゃぶしゃぶ用 ············· 100g

油揚げ ·················· 2/3枚（20g）

ごぼう（ささがき） ···················· 40g

※切ったものや冷凍を使ってもOK

なす ···················· 大1個（100g）

生しいたけ ···························· 2個

長ねぎ ···················· 1/2本強（60g）

油 ····························· 大さじ1

A　水 2カップ、3倍濃縮めんつゆ 大
　　さじ3、酒 大さじ1、砂糖 少々

七味唐辛子 ···························· 少々

※汁は塩分を含むので、なるべく飲まないように
　してください。

※栄養計算（成分）は、汁けをすべて含みます。

作り方

① なすは縦半分にして斜め3～5mm
幅に切り、塩少々（分量外）を入れ
た塩水につけ、水けをきる。

② ごぼうはさっと洗い、水けをきる。
しいたけは石突きを取って3mm厚
さに切る。ねぎは4cm長さに切っ
て4つ割にする。油揚げは油抜きを
して薄切りにする。

③ 湯を沸かし、沸騰したら蕎麦をゆで
て冷水で締めて皿に盛る。

④ 別の鍋に油を熱し、なすとごぼうを
炒め、なすの色が鮮やかになったら
Aを入れて煮立て、豚肉を入れてあ
くを引き、油揚げを入れる。

⑤ ねぎとしいたけを加えて火を通し、
器に盛り、好みで七味をふる。

— Column 1 —

昼食で気をつけたいこと

　　家での食事または仕事中の外食でも、午後からの家事、仕事など効率よく働く
ためにはとても大切です。

　　とはいえ、家事や仕事の合間になるので、本書では手近な材料で作れるワンプ
レートのごはんを紹介しています。もちろん時間のあるときはごはんと主菜、副
菜、もしくはごはんと作り置きの野菜料理にたんぱく質食材の料理をプラスしま
しょう。このとき、朝食で食べていないたんぱく質食材を選びます。

　　昼食のパスタは人気ですが、糖質や脂質が多く、たんぱく質が不足しがちにな
るので、毎日食べないように気をつけ、野菜をたっぷり加えましょう。

牛肉とパプリカのオイスター焼きうどん

1人分 | たんぱく質 22.1g | エネルギー 500kcal | 食塩相当量 1.7g

材料 (2人分)

ゆでうどん (無塩) …………… 2玉 (400g)
牛赤身薄切りまたは切り落とし ….. 140g
　(一口大に切る)
A　しょうゆ 小さじ1、酒 小さじ2
キャベツ ………… 2枚 (100g) (ざく切り)
長ねぎ …………………… 1/2本 (50g)
　(縦半分にして斜め薄切り)
赤パプリカ ………………… 1/2個 (60g)
　(縦半分にして斜め薄切り)
オリーブ油 ………………… 大さじ1
B　酒・オイスターソース 各大さじ1、
　　黒あらびきこしょう 少々
梅干し (果肉をたたいたもの)
　………………………… 小さじ1/2

作り方

① うどんはざるに入れ、さっと洗ってほぐし、水けをきる。

② 牛肉は **A** を絡める。

③ フライパンにオリーブ油を熱し、牛肉、うどん、パプリカを順に加えて火が通り、うどんが熱くなるまで炒める。

④ ねぎとキャベツを加えて炒め、**B** を加えてさっと炒め合わせる。

⑤ 器に盛り、梅を添える。

※梅干しは塩分14パーセントで漬けたもの、もしくは塩分14%のものを使用

ツナ缶とゴーヤのカレーそうめんチャンプルー

1人分 | たんぱく質 26.7g | エネルギー 528kcal | 食塩相当量 2.3g

材料 (2人分)

ツナ缶油漬け (チャンク) ………… 小1缶
　　　　　　　油をきって60gをほぐす
そうめん …………………………… 150g
たまねぎ ………………… 1/2個 (100g)
にんじん ………… 小1/2本強 (60g)
ゴーヤ ………………… 小1/2本 (100g)
油 …………………………………… 大さじ1
A　カレー粉 小さじ1/2、酒・しょうゆ・マヨネーズ 各小さじ2、こしょう 少々
けずり節 ………………… 小2パック (4g)
卵 ………………………………………… 2個
油 …………………………………………… 少々

作り方

① たまねぎは薄切りに、にんじんは斜め薄切りにしてから千切りにする。ゴーヤは縦半分に切って種とワタを取り、横3mm幅に切る。

② そうめんは半分に折って、たっぷりの熱湯にほぐし入れ、表示時間より30秒短くゆで、冷水にとってもみ洗いして、水けを絞る。

③ フライパンに油大さじ1を熱し、たまねぎ、にんじん、ゴーヤを炒め、しんなりしたらそうめんを加えて熱くなるまで炒める。

④ ③にツナ缶と **A** を加えて全体に混ざったらけずり節を混ぜて器に盛る。

⑤ フライパンを洗ってふく。油をなじませて目玉焼きを作り、④にのせる。

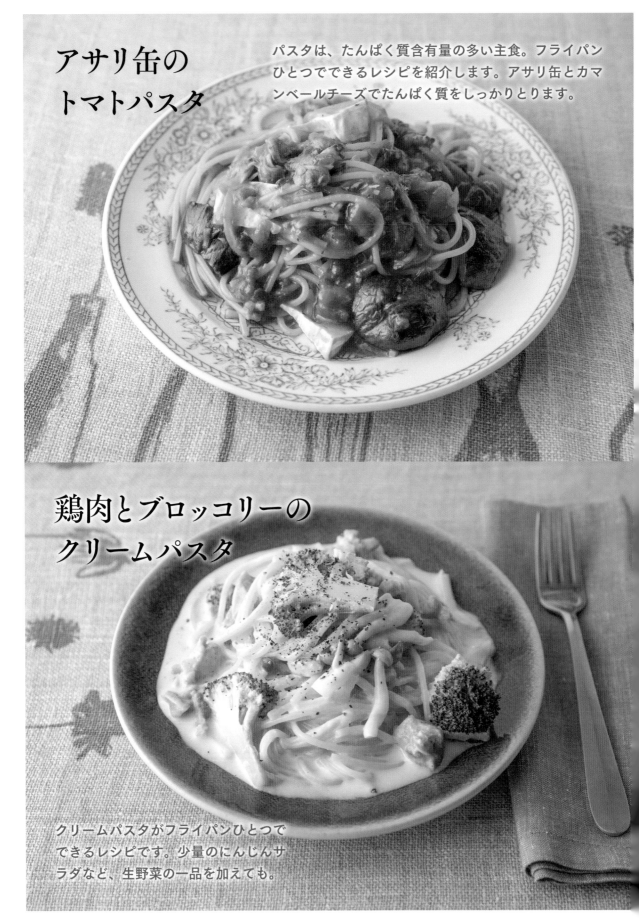

アサリ缶の
トマトパスタ

パスタは、たんぱく質含有量の多い主食。フライパンひとつでできるレシピを紹介します。アサリ缶とカマンベールチーズでたんぱく質をしっかりとります。

鶏肉とブロッコリーの
クリームパスタ

クリームパスタがフライパンひとつでできるレシピです。少量のにんじんサラダなど、生野菜の一品を加えても。

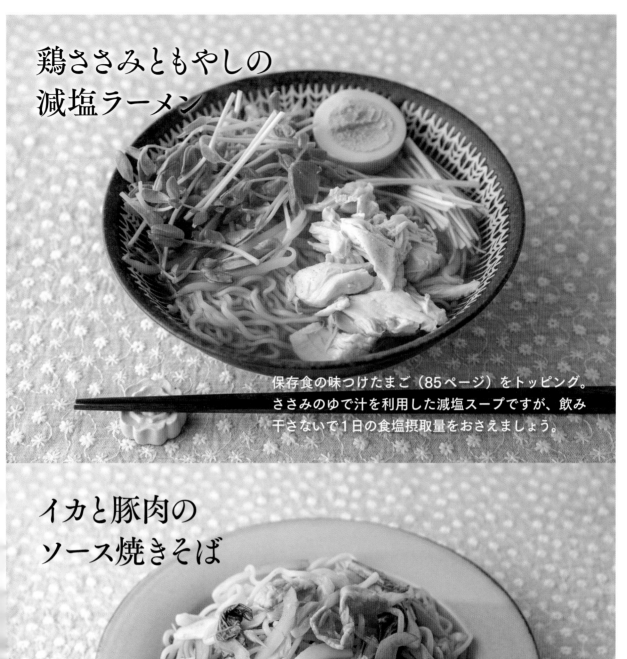

鶏ささみともやしの
減塩ラーメン

保存食の味つけたまご（85ページ）をトッピング。
ささみのゆで汁を利用した減塩スープですが、飲み
干さないで1日の食塩摂取量をおさえましょう。

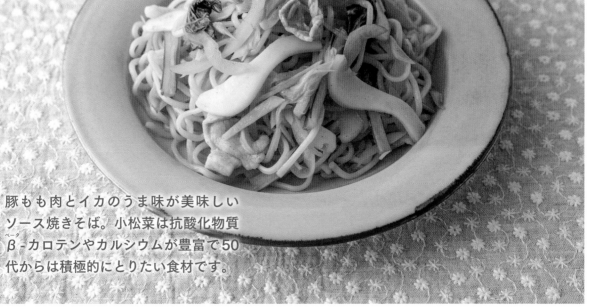

イカと豚肉の
ソース焼きそば

豚もも肉とイカのうま味が美味しい
ソース焼きそば。小松菜は抗酸化物質
β-カロテンやカルシウムが豊富で50
代からは積極的にとりたい食材です。

アサリ缶のトマトパスタ

【1人分】 たんぱく質 21.7g ｜ エネルギー 562kcal ｜ 食塩相当量 2.1g

材料 （2人分）

スパゲッティー ……………… 140g
アサリ缶 …… 1缶（汁ごと125g）
トマト缶（カット缶）……… 300g
たまねぎ ………… 1/4個（50g）
にんにく ………………………… 1かけ
冷凍揚げなす ………………… 100g
　（または乱切りの素揚げ）
A　水 1と1/2カップ、塩 小
　　さじ1/3
オリーブ油 ……… 大さじ1と1/2
塩（味を見て）………………… 少々
カマンベールチーズ ………… 40g
イタリアンパセリドライ …… 少々

作り方

① たまねぎは横薄切りに、にんにくは芯を取ってみじん切り、チーズはくし切りにする。

② フライパンにオリーブ油を熱し、たまねぎとにんにくをしんなりするまで炒め、凍ったままのなすを加えて炒め、トマト缶と **A**、アサリ缶の汁を加えて煮立てる。

③ スパゲッティーを半分に折って加えて混ぜ、再び煮立ったらふたをして時々混ぜながら中火弱で表示時間より2分ほど長めに煮る。

④ 好みの硬さになったらアサリ、塩少々を加えて味をととのえ、チーズを混ぜて皿に盛り、パセリをふる。

鶏肉とブロッコリーのクリームパスタ

【1人分】 たんぱく質 28.1g ｜ エネルギー 508kcal ｜ 食塩相当量 2.0g

材料 （2人分）

スパゲッティー ……………… 140g
鶏もも肉（皮なし）………… 100g
A　塩 小さじ1/5、こしょう
　　少々、白ワイン 大さじ1/2
にんにく ………………………… 1かけ
　（芯を取ってみじん切り）
たまねぎ ………… 1/2個（100g）
しめじ …… 小1/2パック（50g）
ブロッコリー … 1/2個弱（100g）
オリーブ油 ………………… 大さじ1
小麦粉 ………………… 大さじ1/2
B　水・牛乳 各1と1/2カッ
　　プ、チキンコンソメ 1/2
　　個、塩・こしょう 各少々

作り方

① たまねぎは縦半分にして横薄切りにする。しめじは石突きを取ってほぐす。ブロッコリーは小さめに切り分け、塩（分量外）ゆでして水けをきる。

② 鶏肉は縦3等分横1cm幅に切り、**A** を絡める。

③ フライパンにオリーブ油を熱し、たまねぎとにんにくを炒め、香りがたったら②としめじを入れて炒める。

④ 鶏肉の色が変わったら、小麦粉を加えてさっと炒め、**B** を加えて混ぜながら煮立てる。

⑤ スパゲッティーを半分に折って加えて混ぜ、ふたをして中火弱で時々混ぜながら表示時間より2分ほど長めに煮る。

⑥ 好みの硬さになったら、ブロッコリーを加えてさっと煮、塩、こしょう各少々（分量外）で味をととのえて皿に盛る。

鶏ささみともやしの減塩ラーメン

1人分		
たんぱく質 27.3g	エネルギー 421kcal	食塩相当量 2.9g

材料 (2人分)

拉麺用生めん（細めん）
　　　　　　　……… 2玉（240g）
鶏ささみ ………… 小2本（80g）
　（筋を取る）
もやし ………… 1パック（200g）
豆苗 ………… 1/3パック（30g）
A　だし 2と1/2カップ、酒 大
　　さじ1、鶏がらスープの素
　　小さじ1/2、こしょう 少々
しょうゆ ………… 大さじ1弱
長ねぎ ………………… 5cm
豆板醤 ………………… 少々
味つけたまご（またはゆで卵）
　　　　　　… 1個（半分に切る）
※86ページ参照

作り方

① 豆苗は長さを半分に切ってよく洗い、水け
をふく。ねぎは芯を取って白髪ねぎにし、
豆板醤を混ぜる。

② 鍋に A を入れ、ささみを入れて煮立て、あ
くを引き、ふたをして3〜4分煮て火を通
し、ささみを取り出してざっとほぐす。汁
にしょうゆを加えて煮立て、火を止める。

③ たっぷりの熱湯でもやしを1分ゆで、ざる
に上げる。麺も表示時間通りにゆでてざる
に上げ、よく汁けをきる。

④ 器に②の汁、③のめんともやしを盛り、さ
さみ、豆苗、ねぎ、味つけたまごをのせる。

※栄養計算は汁全量で示していますが、減塩のためにも汁
は残しましょう。

イカと豚肉のソース焼きそば

1人分		
たんぱく質 22.6g	エネルギー 427kcal	食塩相当量 2.1g

材料 (2人分)

焼きそば麺 …………… 2玉（300g）
冷凍紋甲イカ ……… 約1枚（100g）
豚もも薄切り肉 … 2〜3枚（60g）
塩 …………………… ごく少々
酒 ………………… 大さじ1/2
しょうが ……………… 1かけ
長ねぎ ………… 1/2本強（60g）
黄パプリカ ……… 1/2個（60g）
小松菜 ………………… 100g
ごま油 ………………… 大さじ1
ウスターソース
　　　… 大さじ1と1/2（27g）

作り方

① イカは縦半分にして横薄切りに、豚肉は
2cm幅に切り、塩と酒を絡める。ねぎとパ
プリカは縦半分にして斜め薄切りに、しょ
うがは千切りにする。小松菜は洗って4cm
長さに切る。

② 麺は半分に切って耐熱皿にのせ、ふんわり
ラップをし、600Wの電子レンジに2分か
け、ほぐす。

③ フライパンにごま油を熱し、豚肉、しょう
が、ねぎ、パプリカを順に入れて炒め、肉
の色が変わったら強火にし、イカと小松菜
を軸から入れてさっと炒める。

④ 麺を加えてほぐし炒め、ソースを加えて手
早く炒めて皿に盛る。

豚もも肉とたまねぎのしょうが焼き

脂身が少なく、たんぱく質が豊富な豚もも肉に、
下味と片栗粉を加えてしっとり仕上げます。

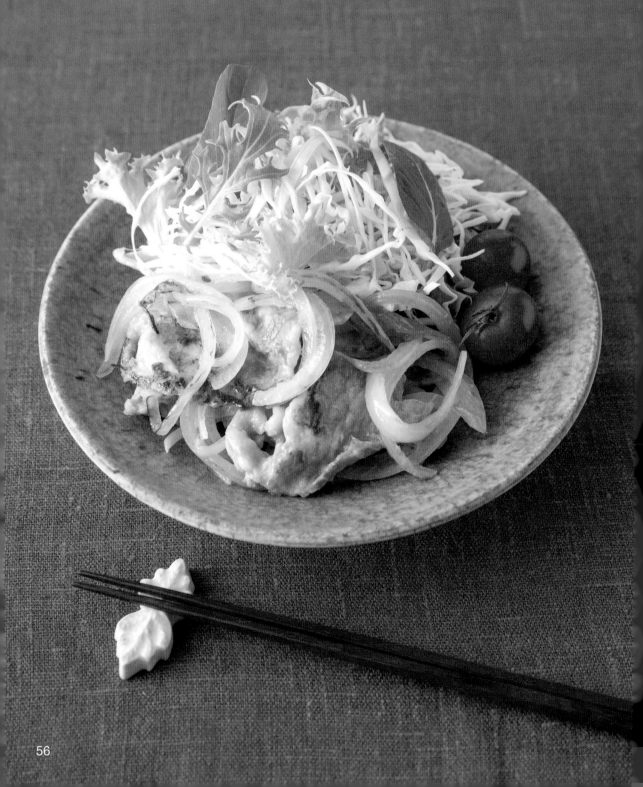

豚ひれ肉のみそ焼き

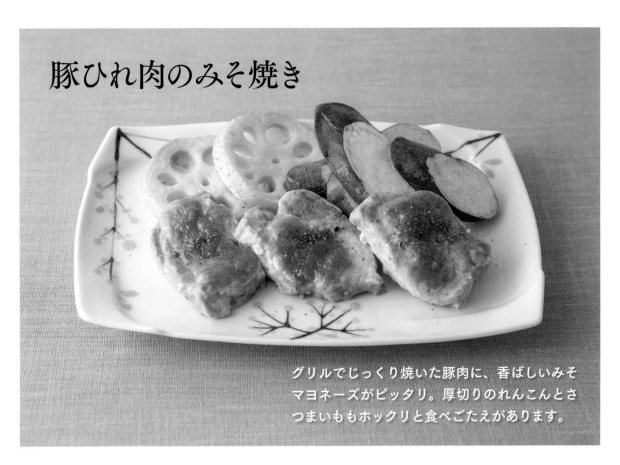

グリルでじっくり焼いた豚肉に、香ばしいみそマヨネーズがピッタリ。厚切りのれんこんとさつまいももホックリと食べごたえがあります。

塩豚と高野豆腐の
ポトフ

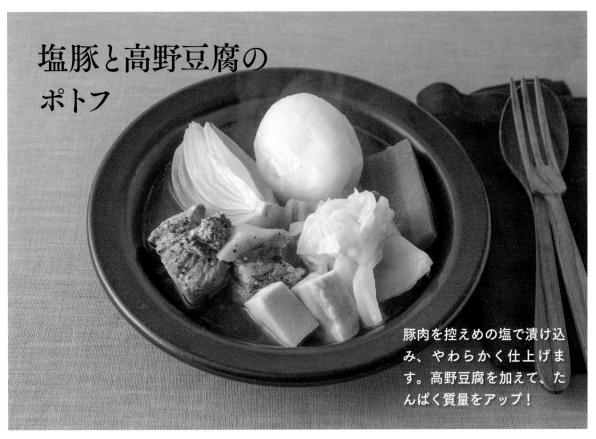

豚肉を控えめの塩で漬け込み、やわらかく仕上げます。高野豆腐を加えて、たんぱく質量をアップ！

豚もも肉とたまねぎのしょうが焼き

1人分
| たんぱく質 | エネルギー | 食塩相当量 |
| 16.1g | 188kcal | 0.9g |

材料 (2人分)

豚もも薄切り肉 140g
A しょうゆ・酒 各小さじ2、おろししょうが 1かけ分、片栗粉 小さじ1/3
たまねぎ 1/2個 (100g)
油 大さじ1/2
キャベツ 1枚分 (50g)
ベビーリーフ
.... 小1/2パック (15g)
ミニトマト 4個

作り方

① キャベツは千切りにする。ベビーリーフは洗って水けをふく。
② 付け合わせの野菜を、器に盛る。
③ たまねぎは薄切りにする。
④ 豚肉は食べやすい大きさに切って、**A** を絡める。
⑤ フライパンに油を熱し、たまねぎをさっと炒めて端に寄せ、④を広げながら入れて、両面焼く。たまねぎは時々混ぜて、肉に火が通ったら混ぜて盛る。

豚ひれ肉のみそ焼き

1人分
| たんぱく質 | エネルギー | 食塩相当量 |
| 19.6g | 226kcal | 1.4g |

材料 (2人分)

豚ひれ肉 160g
塩 .... 少々
こしょう .... 少々
A みそ 小さじ2、砂糖・マヨネーズ 各小さじ1
れんこん (皮付き) 60g
さつまいも 小1本 (100g)
オリーブ油 小さじ1
七味唐辛子 .... 少々

作り方

① れんこんは、皮ごと4枚に切る。さつまいもは、斜め8mm厚さに切り、水にさらして水けをきる。豚肉は、8mm程度の厚さで6枚に切り、塩、こしょうをふる。
② さつまいもは耐熱皿に並べ、ふんわりラップをし、600Wの電子レンジに2分かける。
③ 天板にアルミホイルを敷き、肉を並べ、手前に野菜を置く。野菜に塩ごく少々 (分量外) をふり、全体にオリーブ油をさっとかける。
④ トースターまたはグリルの中火で5〜7分焼き、野菜に火が通ったら野菜は取り出して器に盛る。
⑤ 混ぜた **A** を肉に等分にのせて2分ほど焼き、器に盛り、好みで七味をふる。

塩豚と高野豆腐のポトフ

1人分		
たんぱく質 18.5g	エネルギー 311kcal	食塩相当量 1.6g

材料 (4人分)

豚肩ロース塊 ……………………… 300g
塩 …………………………… 小さじ1/2
黒あらびきこしょう ………… 少々
高野豆腐 …………………………… 1枚
たまねぎ ………………… 1個(200g)
にんじん ………………… 1本(150g)
じゃがいも ………… 小4個(400g)
キャベツ ……………………………… 200g
A　水 4カップ、チキンコンソメ
　　1個、白ワイン 大さじ2、
　　ローリエ 1枚
粒マスタード ………………… 小さじ2

作り方

① 豚肉は水けをふき、8等分に切り、ラップにのせて、塩、こしょうをまぶす。ラップで包んでバットにのせ、冷蔵庫で1時間以上、できれば1日つける。

② たまねぎは芯をつけて4つ割に、キャベツはざく切りにする。にんじんは4等分に切る。じゃがいもは皮をむき、芽を取り、水にさらして水けをきる。

③ 高野豆腐に60度くらいのお湯をかけ、戻して水けを絞り、8等分に切る。

④ 厚手の鍋にたまねぎ、にんじん、肉とAを入れて煮立て、あくを引き、ふたをずらしてのせて弱火で20分煮る。

⑤ じゃがいもと高野豆腐を汁に沈めるように入れて、上にキャベツをのせて煮立て、同様にふたをずらしてのせ、15分ほど、じゃがいもに火が通るまで煮る。塩少々(分量外)で味をととのえる。

⑥ 器に盛り、マスタードを添える。

夕食主菜レシピ

― Column 2 ―

夕食で気をつけたいこと

　夕食は一日の終わりの食事です。カロリーや塩分が多くならないように注意しましょう。

　本書では、たんぱく質食材を含む、主菜を紹介しています。ご自宅ではこれに野菜やきのこ、芋類など、主菜とは違う食材と調理法を組み合わせた副菜を組み合わせてください。

　たんぱく質を意識しても多くとる必要はありません。多すぎると塩分が過多になりやすく、弊害が出ます。あくまで過不足のない適量をとるように献立を組み立てることが大切です。

鶏もも肉とレンチンだいこんのしょうが煮

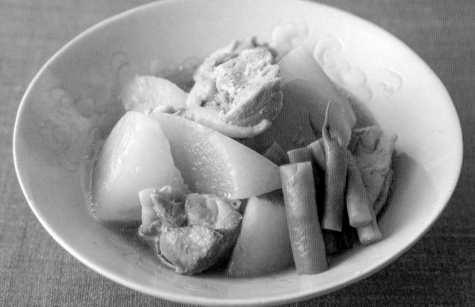

だいこんをレンジを使って下ゆでします。だしを使わなくても、
鶏肉のうま味、しょうゆの香りで美味しく仕上がります。

鶏むね肉を酢豚風
に。豚肉よりもさっ
ぱりして、ごはんに
もよく合います。バ
ルサミコ酢でまろや
かな酸味に！

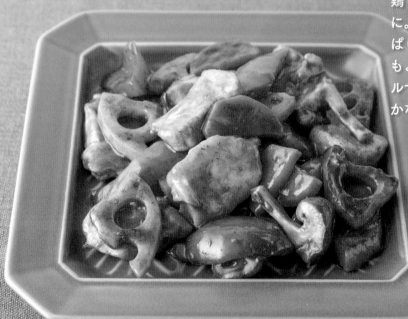

鶏むね肉とれんこんのバルサミコ酢豚風

鶏むね肉と青梗菜の塩炒め

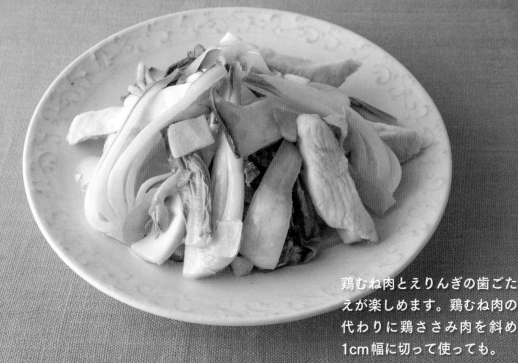

鶏むね肉とえりんぎの歯ごたえが楽しめます。鶏むね肉の代わりに鶏ささみ肉を斜め1cm幅に切って使っても。

じゃがいもとパプリカの
青椒肉絲

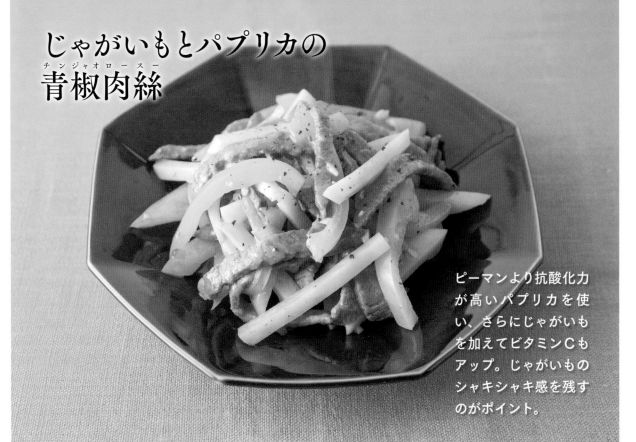

ピーマンより抗酸化力が高いパプリカを使い、さらにじゃがいもを加えてビタミンCもアップ。じゃがいものシャキシャキ感を残すのがポイント。

鶏もも肉とレンチンだいこんのしょうが煮

1人分		
たんぱく質	エネルギー	食塩相当量
15.1g	238kcal	1.5g

材料 (2人分)

鶏もも肉 ………………… 大1/2枚 (160g)
だいこん ………………… 5〜6cm (300g)
しょうが (薄切り) …………… 1/2かけ分
サヤインゲン ……………………… 40g
　塩ゆでして冷水にとって4cm幅に切る
A　水 1カップ、しょうゆ・酒 各大さ
　　じ1、みりん 大さじ2

作り方

① だいこんは、4つ割にしてから小さ
　めの乱切りにし、耐熱皿にのせ、ふ
　んわりラップをして600Wの電子レ
　ンジに6分 (100gあたり2分) か
　ける。

② 鍋に、一口大に切った鶏肉を入れ、
　しょうが、**A**を入れて煮立てる。

③ あくを引き、①を汁ごと加えて、落
　としぶたをして約15分煮る。

④ インゲンを加え、温めて器に盛る。

鶏むね肉とれんこんのバルサミコ酢豚風

1人分		
たんぱく質	エネルギー	食塩相当量
18.8g	218kcal	1.5g

材料 (2人分)

鶏むね肉 (皮なし) …… 大1/2枚 (140g)
A　塩 小さじ1/5、こしょう 少々、
　　酒・片栗粉 各小さじ1
れんこん ………………… 小2/3節 (100g)
にんじん ………………… 小1/2本強 (60g)
赤パプリカ ………………… 1/2個 (60g)
生しいたけ ……………………… 2個
油 ………………………………… 小さじ2
B　バルサミコ酢または酢 大さじ2、砂
　　糖 大さじ1と1/3、しょうゆ 小さ
　　じ2、水 大さじ2
C　片栗粉 小さじ1弱、水 小さじ2弱

作り方

① れんこんは5mm幅のいちょう切り
　にし、さっと洗って水けをきる。に
　んじんは3mm厚さの半月切りにす
　る。パプリカは2cm幅に切り、斜
　め2cm幅に切る。しいたけは石突
　きを取って4つ割にする。

② 鶏肉を2cm幅に切ってから5mm
　厚さに切り、**A**を順に加えて下味を
　つける。

③ フライパンに油を熱し、鶏肉、れん
　こん、にんじんを上下を返して焼
　き、パプリカ、しいたけを加えて
　さっと炒め、ふたをして蒸し焼きに
　し、鶏肉に火を通す。

④ 混ぜた**B**を加えてさっと煮絡め、
　水溶き片栗粉 (**C**) を加えて全体に
　とろみをつけて器に盛る。

鶏むね肉と青梗菜の塩炒め

1人分		
たんぱく質	エネルギー	食塩相当量
17.8g	135kcal	1.2g

材料 （2人分）

鶏むね肉（皮なし）
　　　　……… 大1/2枚（140g）
A 塩 少々、酒 小さじ1、片
　　栗粉 小さじ1
青梗菜 …………… 大1株（150g）
えりんぎ …………… 1本（50g）
長ねぎ …………… 1/4本（25g）
しょうが ………… 1かけ（15g）
ごま油 ………………… 大さじ1/2
B 鶏がらスープの素 小さじ
　　1/2、酒 大さじ1/2、塩
　　少々

作り方

① 青梗菜の軸は細いくし切りにして洗い、葉は長さを半分に切る。えりんぎは縦半分にして縦5mm厚さに切る。ねぎはやや斜めに1cm幅に切る。しょうがは1cm角の薄切りにする。

② 鶏肉を、厚みを半分から3等分にして1cm幅に切る。**A**を順に加えて絡め、下味をつける。

③ フライパンにごま油を熱し、鶏肉を入れて炒め、ねぎとしょうが、えりんぎを順に加えて炒める。

④ 鶏肉にほぼ火が通ったら青梗菜の軸、葉を順にのせてふたをし、1分半蒸し焼きにする。

⑤ **B**をふり、炒め合わせて器に盛る。

じゃがいもとパプリカの青椒肉絲

1人分		
たんぱく質	エネルギー	食塩相当量
15.9g	243kcal	1.2g

材料 （2人分）

牛焼肉用（赤身）…………… 140g
A しょうゆ 小さじ2/3、酒
　　小さじ2、片栗粉 小さじ
　　1/2
たまねぎ ………… 1/4個（50g）
じゃがいも ……… 小1個（100g）
黄パプリカ ……… 1/2個（60g）
にんにく ………………… 1かけ
油 …………………………… 小さじ2
B オイスターソース・酒 各
　　小さじ2、酢 小さじ1/2、
　　塩 ごく少々
黒あらびきこしょう ……… 少々
※牛肉は、赤身の薄切りを一口大に
　切って使ってもOK。

作り方

① たまねぎは薄切りにする。じゃがいもは太めの千切りにし、さっと洗って水けをきる。パプリカは縦半分にして斜め5mm幅に切る。にんにくはみじん切りにする。

② 牛肉を5mm幅に切り、**A**を順に加えて下味を絡める。

③ フライパンに油を熱し、牛肉を炒め、ほぐれたらにんにくを加えて炒める。たまねぎを加えてさっと炒め、じゃがいもとパプリカを加えて、じゃがいもが透き通るまで炒める。

④ **B**を混ぜて加え、手早く炒めて器に盛り、こしょうをふる。

肉豆腐

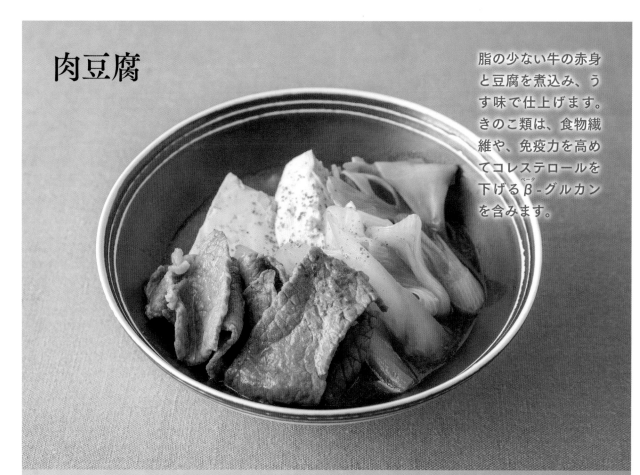

脂の少ない牛の赤身と豆腐を煮込み、うす味で仕上げます。きのこ類は、食物繊維や、免疫力を高めてコレステロールを下げるβ-グルカンを含みます。

豚ひき肉のマッシュルームハンバーグ

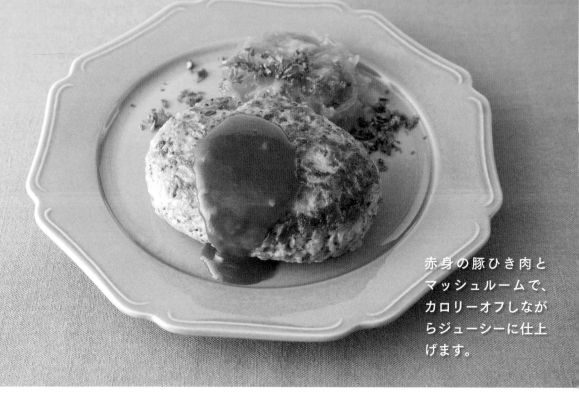

赤身の豚ひき肉とマッシュルームで、カロリーオフしながらジューシーに仕上げます。

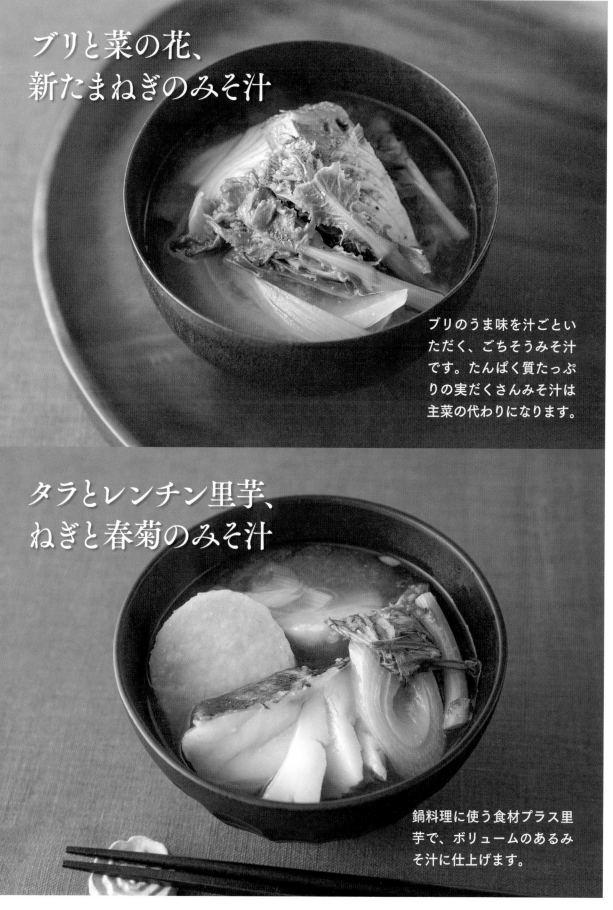

ブリと菜の花、
新たまねぎのみそ汁

ブリのうま味を汁ごといただく、ごちそうみそ汁です。たんぱく質たっぷりの実だくさんみそ汁は主菜の代わりになります。

タラとレンチン里芋、
ねぎと春菊のみそ汁

鍋料理に使う食材プラス里芋で、ボリュームのあるみそ汁に仕上げます。

肉豆腐

材料 (2人分)

牛赤身薄切り ····················· 100g
木綿豆腐 ··········· 1/2丁(170g)
　4つに切って水けをきる
長ねぎ ················ 1/2本(50g)
白菜 ················ 1〜2枚(100g)
まいたけ ······· 1/2パック(50g)
A　しょうゆ・酒・みりん 各
　　大さじ1、砂糖 大さじ1/2
だし ·························· 1/2カップ
一味唐辛子 ························· 少々
※牛肉は切り落としを使ってもOK。

作り方

① ねぎは斜め1cm幅に切る。白菜は縦6cm長さに切り、繊維に沿って5mm幅に切る。まいたけはほぐす。

② 牛肉は6cm幅に切る。

③ 鍋に A を煮立て、肉をほぐし入れて火を通し、汁けをきって肉を取り出す。

④ 豆腐、空いているところに白菜、ねぎ、まいたけを入れ、だしを加えて再び煮立ったら、ふたをして中火弱で5分ほど煮る。

⑤ 牛肉と合わせて器に盛り、一味をふる。

豚ひき肉のマッシュルームハンバーグ

材料 (2人分)

豚赤身ひき肉 ····················· 160g
塩 ····························· 小さじ1/3
黒あらびきこしょう ··········· 少々
マッシュルーム(みじん切り)
　······························· 80g
たまねぎ ··········· 1/2個弱(80g)
溶き卵 ··········· 1/2個分(25g)
パン粉 ······················· 大さじ4
牛乳 ························· 大さじ2
粒マスタード、片栗粉
　························· 各小さじ1
オリーブ油 ··········· 大さじ1/2
酒 ···························· 大さじ1
A　ケチャップ 大さじ1、中濃
　　ソース 大さじ1/2、水 大
　　さじ2
トマト ················· 1個(150g)
パセリ(みじん切り) ········· 少々

作り方

① たまねぎをみじん切りにし、耐熱皿に入れ、ふんわりラップをして600Wの電子レンジに2分かけ、冷ます。トマトは上下を薄く切り落とし、厚みを半分に切る。

② ボウルにひき肉を入れて塩、こしょうを加えてこね、溶き卵とパン粉、牛乳、たまねぎ、マッシュルーム、粒マスタード、片栗粉を入れて同じ方向に手を回して手早くこねる。

③ 2等分にして小判形にまとめる。

④ フライパンにオリーブ油を中火で熱し、③を入れて3〜4分焼く。焼き色がついたら上下を返してトマトの切り口を下にして入れ、さっと焼く。

⑤ 酒をふってふたをし、弱火で6分ほど蒸し焼きにして火を通す。

⑥ トマトの切り口を上にして、ハンバーグといっしょに皿に盛る。

⑦ フライパンに残った肉汁に A を加えてさっと煮詰め、ハンバーグにかけ、パセリをふる。

ブリと菜の花、新たまねぎのみそ汁

1人分
たんぱく質	エネルギー	食塩相当量
14.0g	157kcal	1.4g

材料 （2人分）

ブリ ……………………… 1切れ (100g)
酒 …………………………… 大さじ1
新たまねぎ ……………… 1/2個 (100g)
菜の花 …………………… 1/4束 (50g)
だし ……………………… 1と1/2カップ
みそ ……………………… 大さじ1強
粉山椒 ……………………………… 少々

作り方

① ブリを2cm幅に切り、酒を絡めて水けをふく。

② たまねぎはくし切りにする。菜の花は水につけておき、長さを半分に切る。

③ だし、みその1/3量、①とたまねぎを入れて煮立てる。あくを引き、菜の花の軸から加え、上の部分も入れてふたをし、2分ほど煮る。

④ 残りのみそを溶き入れ、器に盛り、山椒をふる。

※新たまねぎの代わりに薄切りのたまねぎ、菜の花の代わりに小松菜を使っても。

タラとレンチン里芋、ねぎと春菊のみそ汁

1人分
たんぱく質	エネルギー	食塩相当量
14.3g	124kcal	1.6g

材料 （2人分）

タラ ……………………… 大1切れ (120g)
酒 …………………………… 大さじ1
里芋（皮つき）…… 大2個 (皮つきで200g)
長ねぎ …………………… 1/2本 (50g)
春菊 ……………………… 3本 (30g)
だし ……………………… 1と1/2カップ
みそ ……………………… 大さじ1強

作り方

① 里芋は皮つきのまま洗ってラップに包み、600Wの電子レンジに4分半かける。粗熱を取って皮をむき、1cm厚さに切る。

② タラを半分に切り、酒を絡めて水けをふく。

③ ねぎは斜め5mm幅に、春菊は3cm幅に切る。

④ 小鍋にだし、ねぎ、みその1/3量、②を入れて煮立て、あくを引く。

⑤ 煮立ったら里芋、春菊を順に加えて再び煮立て、ふたをして2分ほど、タラに火が通るまで煮る。

⑥ 残りのみそを溶き入れ、煮立ってきたら器に盛る。

タイ刺身サラダ

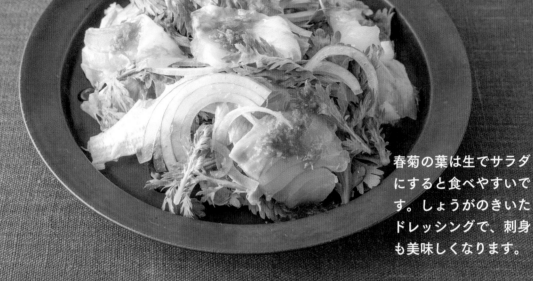

春菊の葉は生でサラダ
にすると食べやすいで
す。しょうがのきいた
ドレッシングで、刺身
も美味しくなります。

シャケのみそこうじ漬け

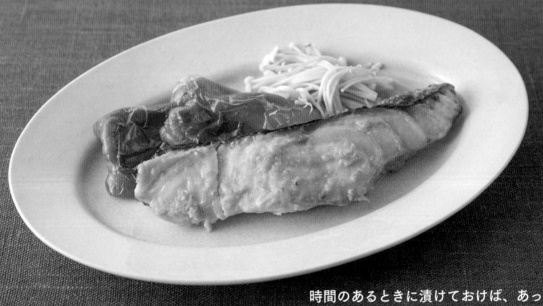

時間のあるときに漬けておけば、あっ
というまに本格的な味に。魚のニオイ
も抜けてふっくら仕上がります。

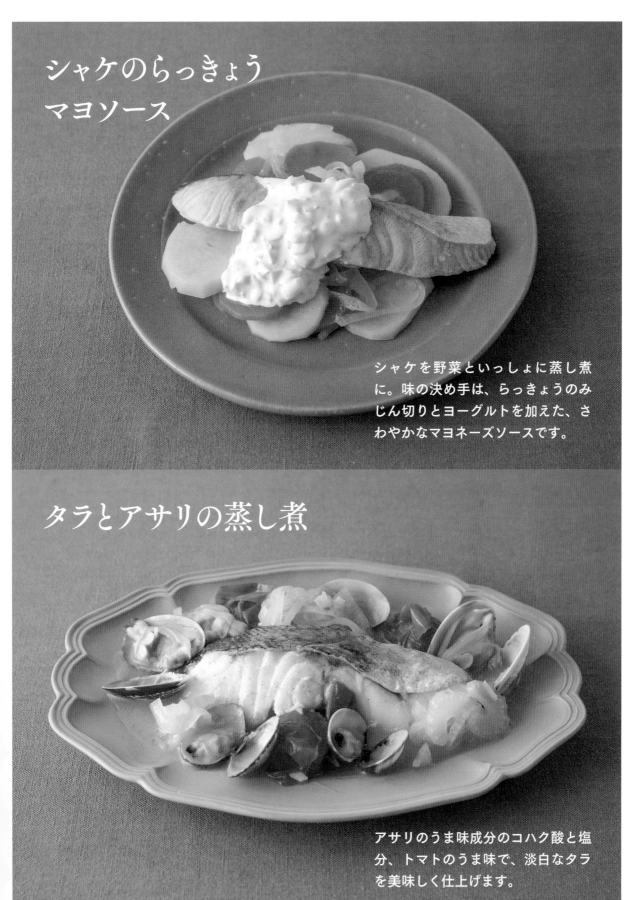

シャケのらっきょう　マヨソース

シャケを野菜といっしょに蒸し煮に。味の決め手は、らっきょうのみじん切りとヨーグルトを加えた、さわやかなマヨネーズソースです。

タラとアサリの蒸し煮

アサリのうま味成分のコハク酸と塩分、トマトのうま味で、淡白なタラを美味しく仕上げます。

タイ刺身サラダ

1人分 | たんぱく質 16.4g | エネルギー 147kcal | 食塩相当量 1.0g

材料 (2人分)

タイ (刺身用・柵) ………………… 140g
春菊の葉 ……………… 1/2束分 (60g)
レタス ………………………… 2枚 (60g)
紫たまねぎ ……………………… 1/4個 (50g)
※新たまねぎや白髪ねぎでもよい

A しょうがすりおろし 小さじ1、しょうゆ・酢 各小さじ2、砂糖 小さじ1/2、こしょう 少々、ごま油 大さじ1/2

作り方

① 春菊の葉をちぎる。レタスは一口大にちぎる。たまねぎは横薄切りにする。野菜は冷水につけ、水けをしっかりきるかふく。

② タイを薄いそぎ切りにする。

③ 器に①と②を混ぜて盛り、混ぜた **A** をかける。

シャケのみそこうじ漬け

1人分 | たんぱく質 19.9g | エネルギー 142kcal | 食塩相当量 1.2g

材料 (2人分)

生ジャケ ……………………… 2切れ (160g)
酒 ………………………………… 大さじ1
A みそ・麹の甘酒・各大さじ1
えのきだけ ………… 大1/3パック (60g)
ピーマン ………………………… 2個
B オリーブ油 小さじ1/2、塩 ごく少々

※シャケの代わりに、サワラ、ブリ、メカジキ、サバなど他の魚でもOK。

※3日以上おく場合は冷凍し、解凍してから焼く。

作り方

① シャケは酒を絡めて水けをふき、ラップに置き、混ぜた **A** をかけて全体に絡め、ぴっちりラップをしてバットに入れ、冷蔵庫で1〜3日漬ける。

② えのきは根元を落としてほぐす。ピーマンは縦半分に切る。

③ 天板にアルミホイルを敷き、汁けを軽くきった①とえのき、ピーマンをのせ、えのきとピーマンに **B** をふって、グリル中火かトースターで7〜10分焼く。途中で野菜は取り出す。

④ 器に、付け合わせと盛る。

シャケのらっきょうマヨソース

1人分
たんぱく質	エネルギー	食塩相当量
19.9g	300kcal	1.3g

材料 (2人分)

生シャケ (サーモンなど)
　………………………… 2切れ (160g)
酒 ……………………………… 大さじ1
塩 ……………………………… 小さじ1/3弱
こしょう ……………………………… 少々
じゃがいも ………………… 小1個 (100g)
たまねぎ ………………… 1/4個 (50g)
にんじん ………………… 小1/2本 (50g)
A　白ワイン 大さじ2、水1/3カップ
B　らっきょうの甘酢漬け (みじん切り)
　　　大さじ2、マヨネーズ・ギリシャ
　　　ヨーグルト 各大さじ1と1/2

作り方

① シャケは酒を絡めて水けをふき、塩、こしょうをまぶす。

② じゃがいもは薄い輪切りにし、さっと洗って水けをきる。たまねぎは横薄切りに、にんじんは薄い輪切りにする。

③ フライパンに②を敷き、①をのせ、**A**を加えて煮立てる。

④ ふたをして、中火弱で10分ほど蒸し煮にする。

⑤ 汁けをきって盛り、混ぜた**B**をかける。

※ **A**のギリシャヨーグルトは、プレーンヨーグルト大さじ3を水けをきって使ってもOK。

タラとアサリの蒸し煮

1人分
たんぱく質	エネルギー	食塩相当量
22.9g	200kcal	1.2g

材料 (2人分)

生タラ …………………… 2切れ (200g)
酒 ……………………………… 大さじ1
塩 ……………………………… 小さじ1/5
アサリ (殻付き) ……………… 小粒120g
にんにく (みじん切り) ……… 1/2かけ分
たまねぎ ………………… 1/4個 (50g)
セロリ ………………… 1/2本 (50g)
ミニトマト ……………………………… 6個
オリーブ油 ………………… 大さじ1/2
A　酒・水 各大さじ2

作り方

① タラは酒を絡めて水けをふき、塩をまぶす。

② たまねぎは横薄切りに、セロリは筋を取って横薄切りにする、ミニトマトはへたを取る。

③ フライパンに野菜を敷き、タラをのせ、にんにく、アサリを入れて、オリーブ油を全体にふって**A**も加え、中火にかける。

④ 煮立ったらふたをして2分ほど煮る。アサリの口が開いたらアサリだけ取り出し、ふたをして中火弱で6分ほど、タラに火が通るまで蒸し煮にする。器に盛り、汁をかける。

夕食主菜レシピ

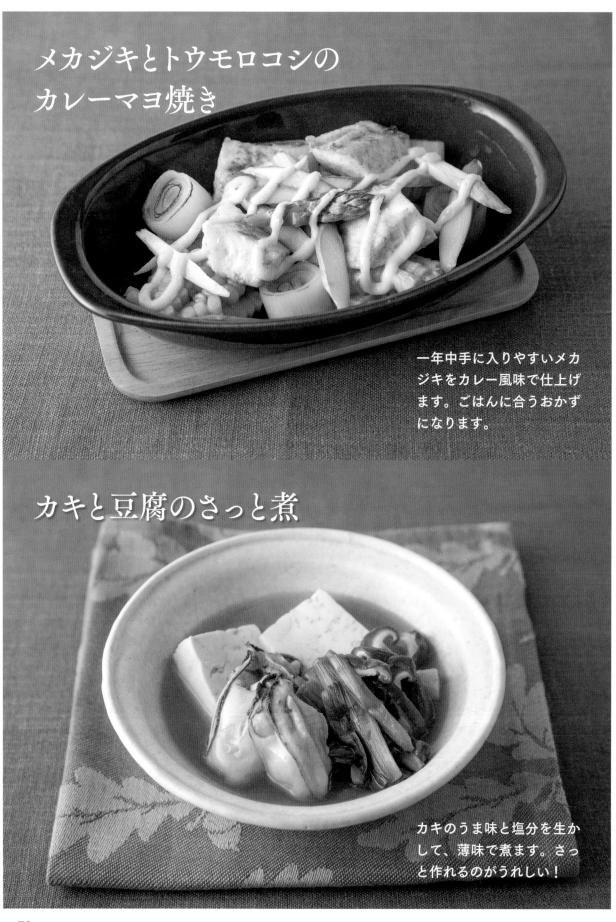

メカジキとトウモロコシの
カレーマヨ焼き

一年中手に入りやすいメカ
ジキをカレー風味で仕上げ
ます。ごはんに合うおかず
になります。

カキと豆腐のさっと煮

カキのうま味と塩分を生か
して、薄味で煮ます。さっ
と作れるのがうれしい！

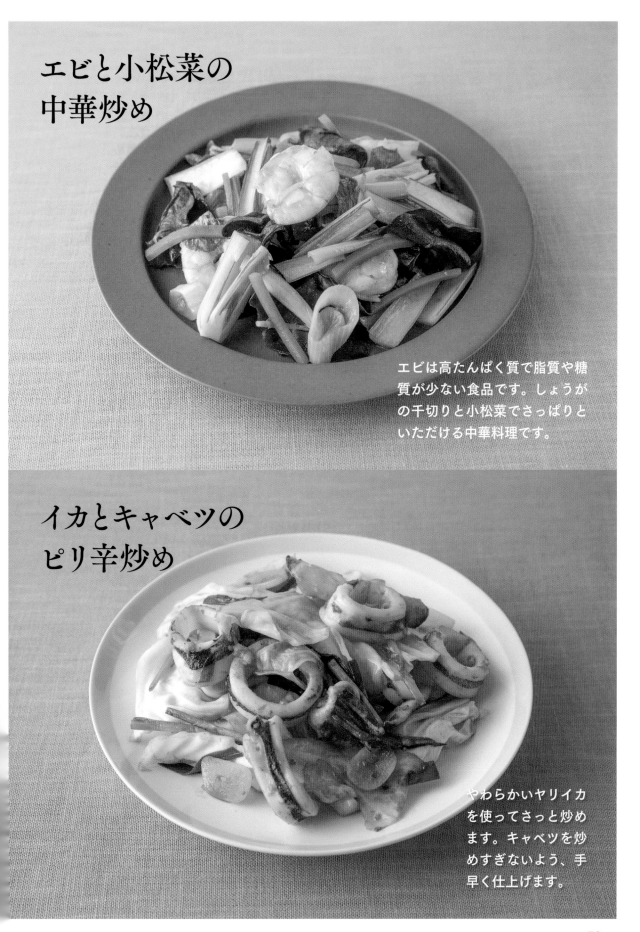

エビと小松菜の
中華炒め

エビは高たんぱく質で脂質や糖質が少ない食品です。しょうがの千切りと小松菜でさっぱりといただける中華料理です。

イカとキャベツの
ピリ辛炒め

やわらかいヤリイカを使ってさっと炒めます。キャベツを炒めすぎないよう、手早く仕上げます。

メカジキとトウモロコシのカレーマヨ焼き

1人分		
たんぱく質	エネルギー	食塩相当量
16.7g	239kcal	0.9g

材料 (2人分)

メカジキ	小2切れ (140g)
酒	大さじ1
塩	小さじ1/4
カレー粉	少々
小麦粉	適量
トウモロコシ	1/2本 (100g)
長ねぎ	1/2本 (50g)
グリーンアスパラ	2本 (40g)
オリーブ油	大さじ1/2
マヨネーズ	約大さじ1

※トウモロコシは、無塩缶詰めでもOK。

作り方

① トウモロコシはゆでて実を取る。ねぎは1.5cm幅に切る、アスパラは下処理をして斜め薄切りにする。

② メカジキは1切れを4つに切り、酒を絡めて水けをふき、全体に塩とカレー粉をふって小麦粉を薄くまぶす。

③ フライパンにオリーブ油を熱し、②とねぎの切り口を両面焼く。

④ グラタン皿にトウモロコシ、③、アスパラをのせて、マヨネーズを細く絞り、トースターで5分ほど焼く。

カキと豆腐のさっと煮

1人分		
たんぱく質	エネルギー	食塩相当量
11.3g	134kcal	1.3g

材料 (2人分)

カキ (加熱用)	100g
木綿豆腐	1/2丁 (約170g)
生しいたけ	4個
ニラ	1/2束 (50g)
A	だし 1/2カップ、酒 大さじ2、しょうゆ・みりん 各大さじ1/2

作り方

① 豆腐は4つに切り、水けをきる。しいたけは石突きを取って5mm幅に切る。ニラは5cm長さに切る。

② 鍋にA、豆腐を入れて煮立て、カキを入れてしいたけをのせ、再び煮立ったらふたをして中火で2分半煮て、カキに火を通す。

③ ニラを加えてさっと煮て、器に盛る。

エビと小松菜の中華炒め

1人分
たんぱく質 17.5g ｜ エネルギー 137kcal ｜ 食塩相当量 1.3g

材料 (2人分)

エビ（小・殻付き）
.... 16尾（160g）
殻をむき、背に切れ目を入れて
背ワタを取る。
片栗粉 大さじ1
A 塩、こしょう 各少々、酒・片
栗粉 各小さじ1
小松菜 .... 2〜3株（100g）
にんじん（細いところ）
.... 4cm（30g）
きくらげ .... 大6個（6g）
長ねぎ .... 1/5本（20g）
しょうが（千切り）...... 1/2かけ分
油 大さじ1/2
B 酒 大さじ1、しょうゆ・オイ
スターソース 各小さじ1、砂
糖 小さじ1/3

作り方

① きくらげはたっぷりの水で戻して、石突き
を取ってちぎる。

② エビに片栗粉を絡めて洗い、水けをふき、
A を順に入れて絡める。

③ 小松菜は根元を十文字に切って洗い、
4cm幅に切る。にんじんは太い千切りに
する。ねぎはやや斜めに1cm幅に切る。

④ フライパンに油を熱し、②を入れて、空い
ているところにねぎとしょうがを入れて炒
める。

⑤ エビの上下を返してにんじん、小松菜の
軸、きくらげを加えて炒め、小松菜の葉を
のせてふたをし、さっと火を通す。

⑥ 強火にして混ぜた **B** を加え、手早く炒め
て、器に盛る。

イカとキャベツのピリ辛炒め

1人分
たんぱく質 15.8g ｜ エネルギー 146kcal ｜ 食塩相当量 1.2g

材料 (2人分)

ヤリイカ .... 小2杯（160g）
キャベツ .... 3枚（150g）
ニラ .... 1/5束（20g）4cm幅
にんにく 1かけ
オリーブ油 大さじ1
豆板醤（トウ バン ジャン）................ 小さじ1/3
A しょうゆ・酒 各大さじ1/2

作り方

① ヤリイカはげそごと足を抜き、胴は洗って
輪切り、げそはワタを除き、足先をきって
食べやすい大きさに切る。

② キャベツの芯は薄切り、葉はざく切りにす
る。にんにくは薄切りにして芯を取る。

③ フライパンにオリーブ油とにんにくを入れ
て火にかけ、イカを入れて炒める。イカの
色がほとんど変わったら豆板醤を入れて炒
め、キャベツを芯から加えて炒める。

④ イカに火が通ったら **A** をふって強火で炒
め、ニラを加えて手早く炒め合わせて、器
に盛る。

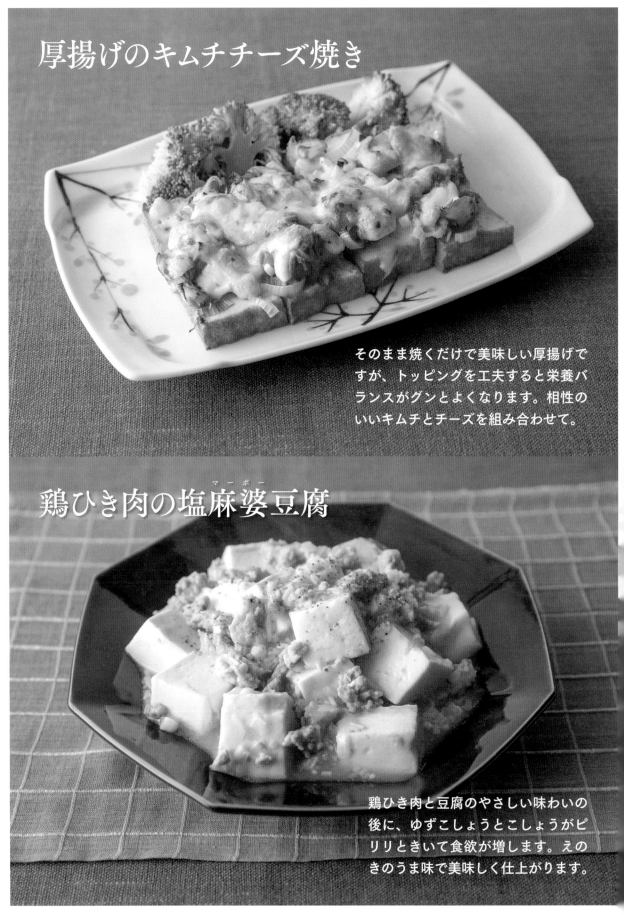

厚揚げのキムチチーズ焼き

そのまま焼くだけで美味しい厚揚げですが、トッピングを工夫すると栄養バランスがグンとよくなります。相性のいいキムチとチーズを組み合わせて。

鶏ひき肉の塩麻婆豆腐

鶏ひき肉と豆腐のやさしい味わいの後に、ゆずこしょうとこしょうがピリリときいて食欲が増します。えのきのうま味で美味しく仕上がります。

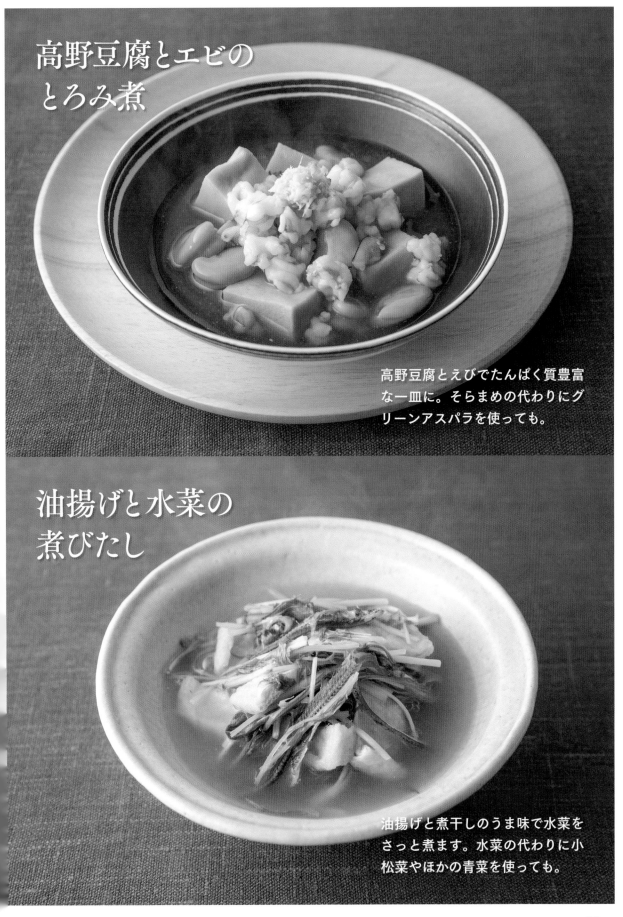

高野豆腐とエビの
とろみ煮

高野豆腐とえびでたんぱく質豊富
な一皿に。そらまめの代わりにグ
リーンアスパラを使っても。

油揚げと水菜の
煮びたし

油揚げと煮干しのうま味で水菜を
さっと煮ます。水菜の代わりに小
松菜やほかの青菜を使っても。

厚揚げのキムチチーズ焼き

1人分		
たんぱく質 18.0g	エネルギー 231kcal	食塩相当量 1.2g

材料 (2人分)

厚揚げ ························· 1枚 (約200g)
白菜キムチ ···························· 50g
ピザ用チーズ ························· 40g
ブロッコリー ············· 1/3個 (80g)

作り方

① 厚揚げは油抜きをし、6〜8等分に切る。

② キムチは刻む。ブロッコリーは小房に分けて塩 (分量外) ゆでする。

③ アルミホイルに①を並べ、キムチとチーズを等分にのせる。

④ トースターで5〜7分焼く。ブロッコリーを添えて器に盛る。

鶏ひき肉の塩麻婆豆腐

1人分		
たんぱく質 18.5g	エネルギー 243kcal	食塩相当量 1.2g

材料 (2人分)

鶏ひき肉 ································ 100g
絹ごし豆腐 ···················· 1丁 (330g)
しょうが (みじん切り) ··········· 1かけ分
にんにく (みじん切り) ········ 1/2かけ分
長ねぎ (粗みじん切り) ············ 5cm分
えのきだけ ·········· 大1/4パック (50g)
ゆずこしょう ··················· 小さじ1/3
A 水 1/3カップ、酒 大さじ1、鶏がらスープの素 小さじ1/2、塩 小さじ1/4、白こしょう 多め
油 ······································· 小さじ2
B 片栗粉 小さじ1、水 小さじ2
粉山椒 ································· 少々

作り方

① 豆腐は2cm角に切る。えのきは5mm幅に切ってほぐす。

② フライパンに熱湯を沸かし、豆腐を入れて2分ほどゆで、ざるに上げる。

③ フライパンをふき、油を熱し、ひき肉を炒め、ほぐれて水けがなくなったらしょうが、にんにく、ねぎ、えのき、ゆずこしょうを加えて炒める。香りが立ったら**A**と豆腐を加えて煮立て、ふたをして2分ほど中火弱で煮る。

④ **B**を混ぜて、数回に分けて加え、とろみをつける。器に盛り、粉山椒をかける。

高野豆腐とエビのとろみ煮

1人分
たんぱく質	エネルギー	食塩相当量
19.9g	179kcal	1.4g

材料 (2人分)

高野豆腐 ························· 2枚
エビ（小・殻付き）············· 8尾（80g）
塩 ····························· ごく少々
酒 ····························· 小さじ1
そらまめ ·············· 4〜5さや（12粒）
A だし 1と1/2カップ、薄口しょうゆ 小さじ2、みりん・酒 各小さじ2
B 片栗粉 大さじ1/2、だしまたは水 大さじ1
しょうがすりおろし ·········· 1/2かけ分

作り方

① 高野豆腐は60度くらいのお湯をかけ、戻して水けを絞り、6等分に切る。

② エビは殻をむいて背に切れ目を入れ、背ワタを取る。片栗粉少々（分量外）をふってもみ、洗って水けをふく。端から刻んで塩と酒を絡める。

③ そらまめはさやをむき、薄皮に切れ目を入れて塩ゆでし、冷水にとって薄皮をむく。

④ 鍋に **A** を入れて煮立て、①を加えて、再び煮立ったらふたをして、弱火で8分煮る。

⑤ エビを加えてさっと煮、エビの色が鮮やかになったら、混ぜた **B** を加えてとろみをつけ、そらまめを加えて温めて器に盛る。しょうがを添える。

油揚げと水菜の煮びたし

1人分
たんぱく質	エネルギー	食塩相当量
11.4g	161kcal	1.2g

材料 (2人分)

油揚げ（厚め）············· 大1枚（60g）
水菜 ····················· 2/3束（130g）
煮干し ··················· 8尾（8g）
A 水 1カップ、酒・みりん 各大さじ1、薄口しょうゆまたはしょうゆ 小さじ2

作り方

① 煮干しはえらとワタを除いて割る。油揚げは油抜きをし、1.5cm幅に切る。

② 鍋に煮干しを入れてさっとからいりし、**A** と油揚げを入れて煮立てる。

③ あくを引き、ふたをして弱火で3分煮る。

④ 中火強にして、4cm幅に切った水菜を根元のほうから入れて葉も入れ、大きく混ぜてさっと煮て器に盛る。

夕食主菜レシピ

豚薄切り肉の
梅オリーブ油マリネ

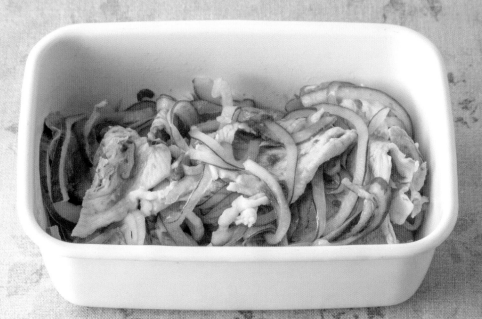

ゆで豚を梅とオリーブ油で和
えれば、しっとりと仕上がり
ます。ベビーリーフを添えて
盛っても。

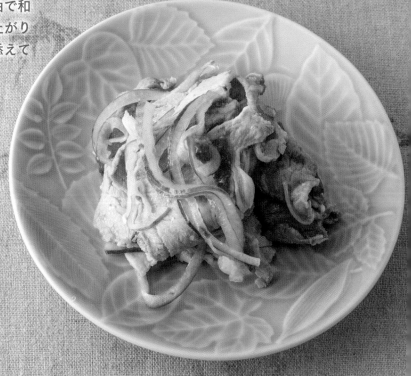

赤身肉の
ローストビーフ

しょうゆ風味でごはんにもよく合う
ローストビーフ。主菜にもなり、サン
ドイッチに使っても。

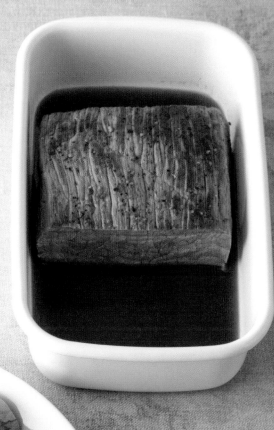

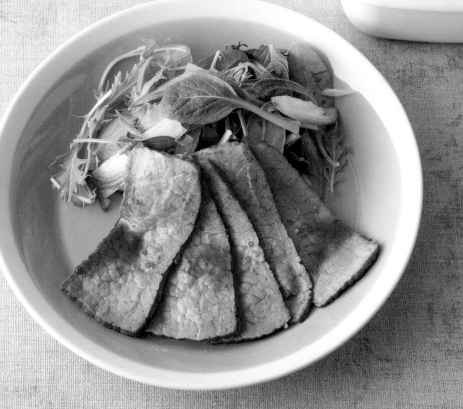

豚薄切り肉の梅オリーブ油マリネ

	1人分	
たんぱく質	エネルギー	食塩相当量
10.6g	180kcal	0.6g

材料 (4人分)

豚肩ロース薄切り ………………………… 240g
紫たまねぎ …………………… 1/2個(100g)

A 水 3カップ、酒 大さじ1、塩・砂糖
　　各小さじ1

B 梅干しの果肉(塩分14%)小さじ2、
　　3倍濃縮めんつゆ 小さじ1、オリー
　　ブ油 大さじ1

作り方

① たまねぎを横薄切りにする。

② **A** を沸かし、弱火にして肉を数枚ず
　つ入れてゆで、色が変わったら、ざ
　るに広げて冷ます。大きいものはち
　ぎる。

③ **B** を混ぜて②、①を和える。

※すぐに食べても美味しい。

★保存は、密閉容器に入れてピッタリとラップを
　貼り付け、ふたをしてください。

保存期間	冷蔵で約**3**日

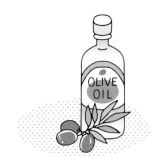

--- *Column 3* ---

作り置き保存食の活用を

　作り置きおかずがあると便利です。本書では、主菜にもなるローストビーフや
チャーシューから、たんぱく質を補う副菜まで、「肉」「魚介」「卵」「大豆」を
使った料理を紹介しています。

　忙しくて毎食主菜を作るのが大変なときに、ぜひ活用してください。

　材料は4人分としていますが、少したんぱく質が足りないなと思ったときに適量
を献立にプラスしましょう。

赤身肉のローストビーフ

【1人分】
たんぱく質	エネルギー	食塩相当量
16.8g	118kcal	1.1g

材料 (4人分)

牛赤身ローストビーフ用
　（厚さ3〜4cm）……………… 300g
塩 ………………………………… 小さじ1/4
黒あらびきこしょう ……………… 少々
オリーブ油 ……………………… 大さじ1/2
A　しょうゆ・酒 各大さじ1、ゆずこ
　　しょう 小さじ1/4
〈付け合わせ〉
ベビーリーフ ………… 小1パック（30g）
みょうが ………………………………… 4個
　（縦半分に切って斜め薄切りに。水に
　通して水けをふく）

※付け合わせの栄養価は下記の通りです。

【1人分】
たんぱく質	エネルギー	食塩相当量
0.6g	6kcal	0g

作り方

① 牛肉は水けをふいて、室温に30分置く。両面に塩、こしょうをふる。

② オリーブ油を中火で熱し、両端を1分ずつ焼く。側面の両側を、さっと焼く。上下はふたをして、中火弱で4分ずつ焼き、アルミホイルに包んで10分置く。

③ **A**と②の肉汁を耐熱カップに入れて600Wの電子レンジに30秒ほどかけ、肉とともに保存袋に入れて口をとじ、水につけて冷ます。

※やや斜めにそぎ切りにして、つけ汁をかけ、付け合わせと盛る。好みでゆずこしょうを添えても。

★保存は、保存袋のままか密閉容器に汁もいっしょに入れてピッタリとラップを貼り付け、ふたをしてください。

保存期間　冷蔵で約**3**日

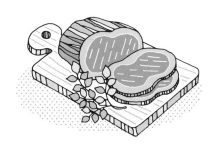

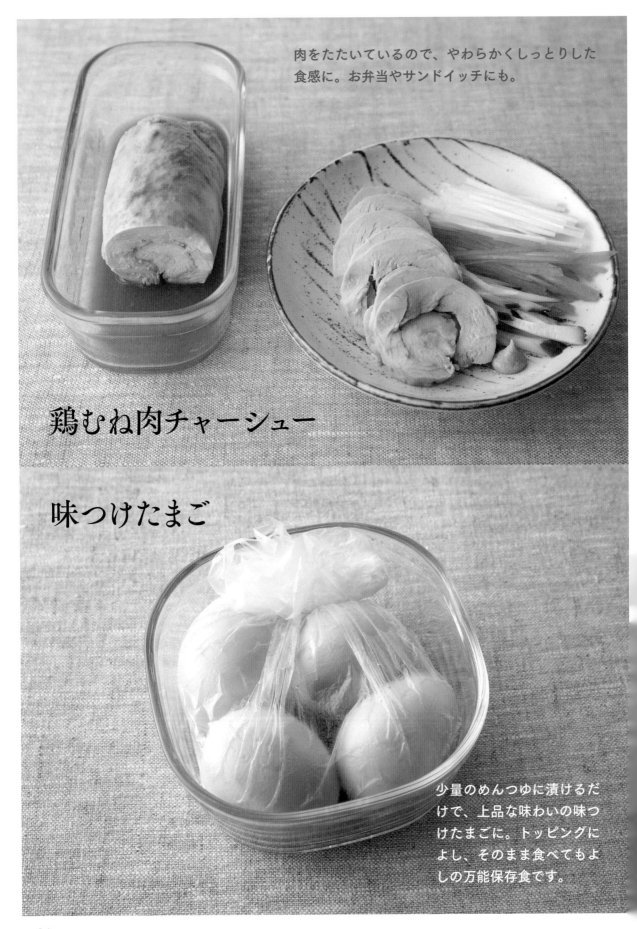

肉をたたいているので、やわらかくしっとりした
食感に。お弁当やサンドイッチにも。

鶏むね肉チャーシュー

味つけたまご

少量のめんつゆに漬けるだ
けで、上品な味わいの味つ
けたまごに。トッピングに
よし、そのまま食べてもよ
しの万能保存食です。

アジの
焼き南蛮漬け

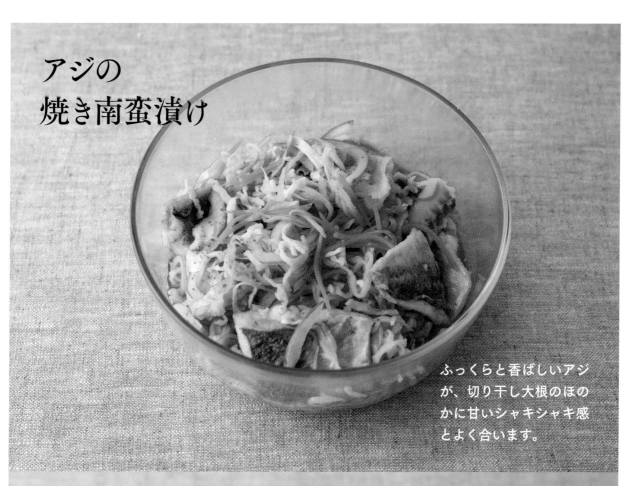

ふっくらと香ばしいアジが、切り干し大根のほのかに甘いシャキシャキ感とよく合います。

厚揚げとひじき、豚肉、
小松菜のしょうが煮

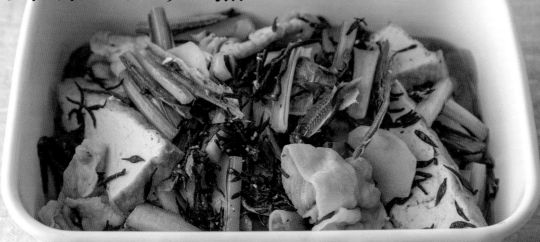

煮干しとしょうがのうま味で、塩分控えめでも大満足のおかずになります。

鶏むね肉チャーシュー

1人分		
たんぱく質	エネルギー	食塩相当量
17.8g	92kcal	0.6g

材料 (4人分)

鶏むね肉(皮なし) ………… 大1枚(300g)
A 黒酢または酢 小さじ1、砂糖・しょ
　　うゆ・酒 各大さじ1
〈付け合わせ〉
きゅうり ……………… 1/2本(斜め千切り)
にんじん ………… 小1/2本(斜め千切り)
長ねぎ ……………………………… 10cm
　5cm長さのしらがねぎ
溶きがらし ……………………………… 少々

※付け合わせの栄養価は下記の通りです。

1人分		
たんぱく質	エネルギー	食塩相当量
0.7g	19kcal	0.1g

★保存は、保存袋のままか密閉容器に汁もいっ
　しょに入れてピッタリとラップを貼り付け、ふ
　たをしてください。

保存期間 冷蔵で約**3**日

作り方

① 鶏肉は縦の筋から両側に観音開きに
切り開き、両面をラップではさみ、
たたいて均一の厚みに伸ばす。ボウ
ルに入れて**A**をもみこみ、室温に
10分置く。

② 汁けをきって(汁はとっておく)、大
きく切ったラップに縦長に置き、く
るくる巻いて包み、両端は細長いひ
も状にしたラップで結ぶ。

③ 耐熱皿に鶏肉の巻き終わりを下にし
て置き、600Wの電子レンジに4分
かけ、上下を返してさらに2分ほど
加熱する。そのまま冷ます。

④ つけ汁は煮立てて冷ます。保存袋な
どに入れて空気を抜き、冷蔵する。

※薄切りにして、付け合わせの野菜と盛る。好み
　で溶きがらしを添えても。

味つけたまご

1人分		
たんぱく質	エネルギー	食塩相当量
7.1g	78kcal	0.6g

材料 (卵4個分)

ゆで卵 ……………………………… 4個
3倍濃縮めんつゆ …………………… 大さじ1

保存期間 冷蔵で約**3**日

作り方

① 保存袋にゆで卵とめんつゆを入れて
空気を抜く。

② 時々上下を返して、冷蔵庫で一晩
置く。

※汁けをきって食べます。

★保存は、保存袋に入れて空気を抜いてください。

アジの焼き南蛮漬け

1人分
たんぱく質	エネルギー	食塩相当量
13.9g	171kcal	1.4g

材料 (4人分)

アジ ……………………………… 大2尾
　(身250g・中なら4尾)
酒 …………………………………… 大さじ2
塩 ……………………………………… 少々
小麦粉 ……………………………… 適量
油 …………………………………… 大さじ2
切り干し大根 ……………………… 20g
紫たまねぎ ……1/4個(50g)(横薄切り)
にんじん …………… 小1/2本(50g)
　(斜め千切り)
A　3倍濃縮めんつゆ 大さじ2、
　　酢・水 各大さじ3、一味唐辛
　　子 少々

保存期間　冷蔵で約4日

作り方

① 切り干し大根はさっと洗ってもみ洗い
　し、ひたひたの水に15分つけ、水けを
　絞る。

② アジは3枚におろし、水けをふいて腹骨
　を除き、4枚にそぎ切りにする。

③ A を混ぜ、①と野菜を混ぜる。

④ アジに酒を絡めて水けをふく。塩少々を
　身にふり、小麦粉を薄くはたく。

⑤ フライパンに油を熱し、④を両面カリッ
　とするまで焼く。よく油をきって、密閉
　容器に並べ、熱いうちに③をかける。

※味がなじんだら食べられます。

★保存は、⑤が冷めてから密閉容器に入れてピッタリ
　とラップを貼り付け、ふたをしてください。

厚揚げとひじき、豚肉、小松菜のしょうが煮

1人分
たんぱく質	エネルギー	食塩相当量
11.7g	167kcal	1.2g

材料 (4人分)

厚揚げ …………………… 1枚 (約200g)
芽ひじき …………………………… 大さじ1
小松菜 ……………………………… 200g
豚ロースしゃぶしゃぶ用 ……… 80g
煮干し ……………………………… 6尾(6g)
A　水1カップ、酒・みりん 各大さ
　　じ2、しょうゆ 大さじ1と1/2、
　　塩 少々、しょうがの薄切り 1か
　　け分

★保存は、密閉容器に入れてピッタリと
　ラップを貼り付け、ふたをしてください。

保存期間　冷蔵で約3日

作り方

① 煮干しは、ワタとえらを除いて割く。

② 厚揚げは油抜きをし、5mm幅に切る。ひ
　じきは洗い、たっぷりの水で硬めに戻
　し、水けをきる。小松菜は洗って4cm長さ
　に切る。

③ 大きめの鍋に①と A を入れて、煮立て、
　豚しゃぶ肉を入れて、あくを引く。厚揚
　げを入れ、ふたをして2分煮る。

④ ひじきを入れ、小松菜を軸から加えて葉
　をのせ、ふたをして2分煮る。

⑤ 強火にして全体をさっと混ぜ、黒こしょ
　う少々(分量外)をふって、よく冷ます。

※温めるときは鍋で。

しめサバの野菜マリネ

おなじみのしめサバが、さらに美味しくなる一品です。
しっとりサバとさくさくれんこんのハーモニーが最高!

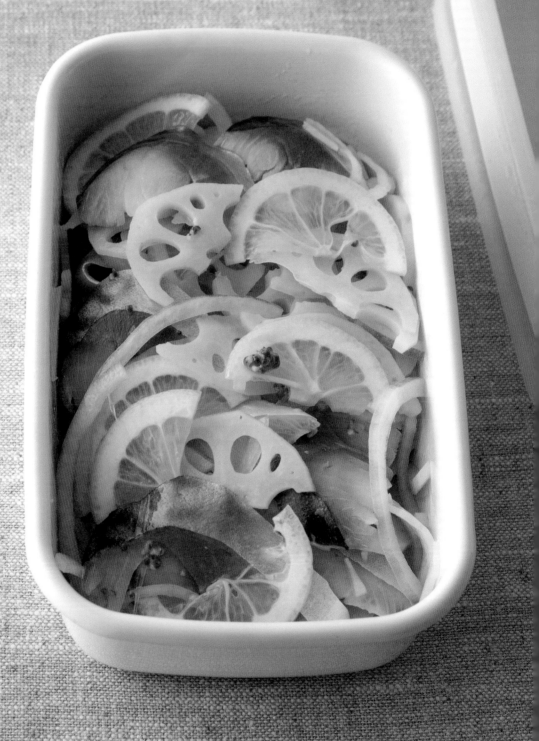

タコの酢漬け

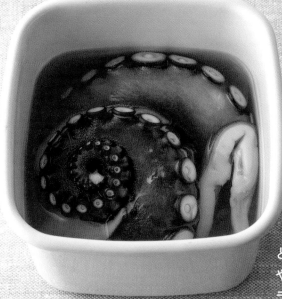

とてもやわらかく食べやすい酢ダコです。スライスして酢の物などに入れても。

大豆と切り干し大根の
酢漬け

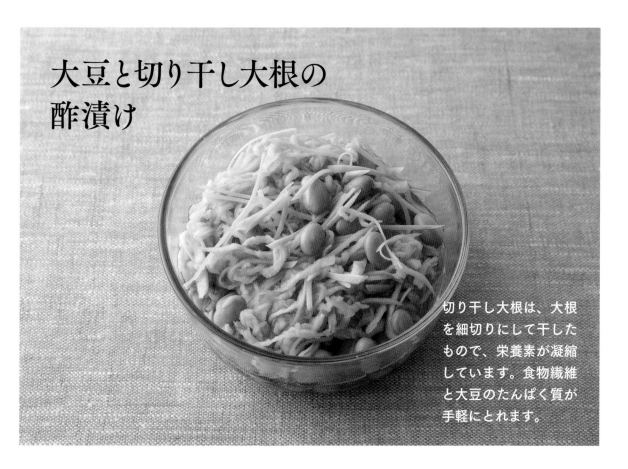

切り干し大根は、大根を細切りにして干したもので、栄養素が凝縮しています。食物繊維と大豆のたんぱく質が手軽にとれます。

しめサバの野菜マリネ

1人分		
たんぱく質 5.8g	エネルギー 137kcal	食塩相当量 0.5g

材料 (4人分)

しめサバ ·························· 半身 (110g)
紫たまねぎ ······················ 1/4個 (50g)
れんこん ······················ 小2/3節 (100g)
国産レモン ······················ 1/4個 (25g)
A 酢 大さじ1、オリーブ油 大さじ1、
　　粒マスタード 小さじ1/2、みりん
　　小さじ1

作り方

① たまねぎは横薄切りに、レモンは皮ごと薄い半月切りにする。

② れんこんは薄い半月切りにして洗って水けをきり、耐熱皿にのせ、ふんわりラップをして600Wの電子レンジに2分かける。冷まして水けをふく。

③ しめサバはそぎ切りにする。

④ ボウルに **A** を混ぜ、野菜とレモン、サバを混ぜて、密閉容器に入れる。

※そのまますぐに食べられます。

★保存は、密閉容器に入れてピッタリとラップを貼り付け、ふたをしてください。

保存期間	冷蔵で約 **3** 日

Column 4

納豆・豆腐は常備して

　本書では、納豆と豆腐を使った小さなおかずを紹介しています（92〜95ページ）。品数が少し足りないときにちょっと足したり、すぐ作ってたんぱく質を増やせたりするようにと考えました。

　納豆は長いもやメカブなど粘りのある食材との相性がよく、梅肉と混ぜ合わせた納豆ドレッシング（94ページ）は野菜サラダによく合います。また、納豆のたれにわさびを少々混ぜると、からしとはまた違ったスッキリとした辛味が楽しめます。豆腐の白和えは、すり鉢を使わなくても泡立て器で手軽にできます。冷ややっこも定番のねぎやしょうがなど以外にも、工夫次第で定番以外の美味しい一品になります。また、温やっこも電子レンジでチンするだけの簡単さで、からだも温まります。毎日でもとりたい豆腐料理を楽しんでください。

　忙しいときのお助けおかずです。ぜひ冷蔵庫に常備して活用しましょう。

タコの酢漬け

材料 （4人分）

ゆでタコ ………………………………… 250g
A 酢・水 各1/2カップ、砂糖 大さじ
3、酒 大さじ2、塩 小さじ1/3

作り方

① タコは足先を切り、さっと洗って水
けをふく。

② ①を密閉容器にきっちり入れる。

③ **A**をステンレスなどの鍋に沸かし、
熱々を②に注ぐ。

※冷めたらすぐに食べられます。

★保存は、しっかり冷ましてから、密閉容器に入
れてピッタリとラップを貼り付け、ふたをして
ください。

保存期間　冷蔵で約**4**日

大豆と切り干し大根の酢漬け

材料 （6人分）

大豆（ドライパック） ……………………… 100g
切り干し大根 ……………………………… 30g
しょうが（千切り） ………………………… 1かけ分
A 酢 大さじ4、しょうゆ・砂糖 各大
さじ1/2

作り方

① 切り干し大根はさっと洗ってもみ洗
いし、ひたひたの水に15分つけ、
水けを絞る。

② ボウルに**A**を混ぜ、①と大豆を加
えてよく和える。

③ 密閉容器にきっちり詰める。

※清潔なはしで混ぜ、皿に盛って食べます。

★保存は、密閉容器に入れてピッタリとラップを
貼り付け、ふたをしてください。

保存期間　冷蔵で約**5**日

保存食&小さなおかずレシピ

納豆の小鉢3種

納豆は、たんぱく質分解酵素が働いているため、消化がよい食材です。買い置き可能なので、たんぱく質が少なめな献立にプラスしましょう。

納豆と長いもとメカブの
ポン酢しょうゆかけ

納豆ドレッシング
サラダ

納豆ときゅうりの
しらす和え

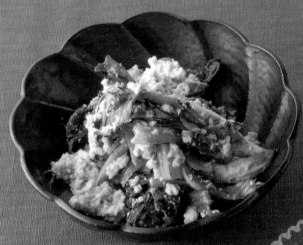

ほうれんそうと
まいたけの白和え

セロリと桜エビの
冷ややっこ

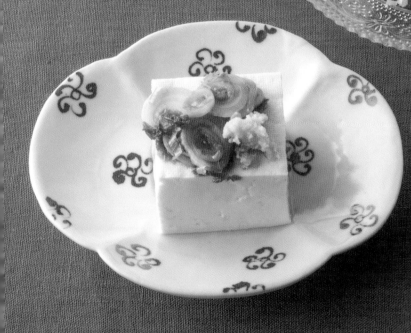

かんたんレンジ
温やっこ

豆腐の小鉢3種

手軽な豆腐料理のやっこや白和
えを献立に加え、たんぱく質を
補いましょう。

納豆と長いもとメカブのポン酢しょうゆかけ

1人分		
たんぱく質	エネルギー	食塩相当量
4.8g	77kcal	0.6g

材料 （2人分）

納豆 ………………………… 1パック（40g）
長いも ……………………… 5cm（100g）
メカブ（味付けなし）… 小1パック（50g）
ポン酢しょうゆ ………………… 小さじ2

作り方

① 長いもは千切りにする。

② 器に長いも、メカブを盛り、納豆をのせ、ポン酢しょうゆをかける。

納豆ドレッシングサラダ

1人分		
たんぱく質	エネルギー	食塩相当量
3.6g	61kcal	0.3g

材料 （2人分）

納豆 ………………………… 1パック（40g）
レタス ……………………………… 1枚（30g）
ベビーリーフ ……… 小1/3パック（10g）
A 梅干しの果肉（塩分14%） 小さじ
1/2、酢・オリーブ油 各小さじ1、
3倍濃縮めんつゆ 小さじ1/3、黒
あらびきこしょう 少々
※納豆はひきわりでもOK。

作り方

① レタスは一口大にちぎる。

② 器に①とベビーリーフを盛る。

③ 納豆に **A** をよく混ぜ合わせて、②にかける。

納豆ときゅうりのしらす和え

1人分		
たんぱく質	エネルギー	食塩相当量
5.4g	54kcal	0.4g

材料 （2人分）

納豆 ………………………… 1パック（40g）
納豆のたれ …………………… 1/2パック分
※しょうゆ小さじ1/3、または3倍濃縮めんつゆ
小さじ1/2でもよい

おろしわさび ……………………………… 少々
きゅうり ………………………………………… 1本
しらす干し …………………………… 大さじ2

作り方

① きゅうりは、4つ割にして1cm長さに切る。

② 納豆にたれとわさびを混ぜ合わせる。

③ 器にきゅうりを盛り、②をのせ、しらす干しをのせ、混ぜて食べる。

ほうれんそうとまいたけの白和え

1人分
たんぱく質 8.4g ｜ エネルギー 114kcal ｜ 食塩相当量 0.6g

材料 (2人分)

木綿豆腐 ………………………………… 150g
ほうれんそう ……………………………… 100g
しょうゆ ………………………… 小さじ1/2
まいたけ ……………… 1/2パック (50g)
A 白すりごま 大さじ2、しょうゆ・砂糖 各小さじ1
※豆腐の量はきちんとはかりましょう。

作り方

① 豆腐は崩し、600Wの電子レンジで1分ほど加熱して、粗熱を取って水けを絞る。

② ほうれんそうは4cm長さに切って塩 (分量外) ゆでし、冷水にとって水けを絞る。しょうゆで和えて、もう一度絞る。

③ まいたけはほぐしてアルミホイルにのせ、グリルかトースターで5分ほど焼く。

④ ①に**A**を加えて泡立て器でよく混ぜ、②と③を加えて和えて、器に盛る。

セロリと桜エビの冷ややっこ

1人分
たんぱく質 7.2g ｜ エネルギー 86kcal ｜ 食塩相当量 0.5g

材料 (2人分)

木綿豆腐 (絹でも可) … 1/2丁 (約170g)
セロリ (芯のやわらかい部分) ……… 20g
桜エビ ………………… 大さじ2 (約4g)
A ごま油 小さじ1、塩 少々、黒あらびきこしょう 少々

作り方

① 豆腐は半分に切って水けをきる。

② セロリは葉ごと薄切りにする。

③ 桜えびはさっと乾煎りする。

④ ①に②と③をのせ、**A**をふり、混ぜて食べる。

かんたんレンジ温やっこ

1人分
たんぱく質 6.7g ｜ エネルギー 69kcal ｜ 食塩相当量 0.4g

材料 (2人分)

木綿豆腐 ………………… 1/2丁 (約170g)
長ねぎ (小口切り) ……………………… 5cm分
けずり節 ……………… 小1/2パック (1g)
しょうゆ …………………………… 小さじ1
しょうがすりおろし ………… 1/3かけ分

作り方

① 豆腐は半分に切って耐熱皿にのせ、600Wの電子レンジに40秒ほどかけ、汁けをきって皿に盛る。

② ねぎ、けずり節、しょうゆを混ぜてのせ、しょうがを添える。

保存食&小さなおかずレシピ

〈著者略歴〉

監修：**女子栄養大学栄養クリニック**
現代の栄養学の礎を築いた女子栄養大学の創立者・香川綾により、1969年に構内に常設されたクリニック。脂質異常症をはじめ、肥満や高血圧などの生活習慣病の予防・改善を目的に、医師や管理栄養士、運動指導員がチームとなり、指導を行なっている。

協力：**蒲池桂子**（かまち・けいこ）
女子栄養大学栄養クリニック教授。管理栄養士。栄養学博士。女子栄養大学栄養クリニックにて生活習慣病の栄養相談や企業向け栄養コンサルティングなどを幅広く行なっている。

料理：**今泉久美**（いまいずみ・くみ）
女子栄養大学栄養クリニック特別講師。料理研究家。栄養士。かんたんでわかりやすく、栄養バランスが整った料理が人気。雑誌、料理本、テレビなどさまざまなメディアで活躍している。インスタグラム kumi_imaizumi0115 に毎日の食事を掲載。

Staff
装幀デザイン　村田 隆（bluestone）
本文イラスト　よしのぶもとこ
本文デザイン　朝日メディアインターナショナル株式会社
編集協力　増澤曜子
撮影　榎本修
スタイリング　宮沢ゆか
栄養価計算　磯﨑真理子（女子栄養大学栄養クリニック）

女子栄養大学栄養クリニック
大人のしっかり「たんぱく質」ごはん

2023年7月7日　第1版第1刷発行
2024年12月27日　第1版第6刷発行

　監修者　女子栄養大学栄養クリニック
　発行者　村上雅基
　発行所　株式会社PHP研究所
　　　　　京都本部　〒601-8411　京都市南区西九条北ノ内町11
　　　　　〔内容のお問い合わせは〕暮らしデザイン出版部 ☎ 075-681-8732
　　　　　〔購入のお問い合わせは〕普　及　グ　ル　ー　プ ☎ 075-681-8818
　印刷所　大日本印刷株式会社